Ulrich Ehrlenspiel

So heilt
Lapachotee

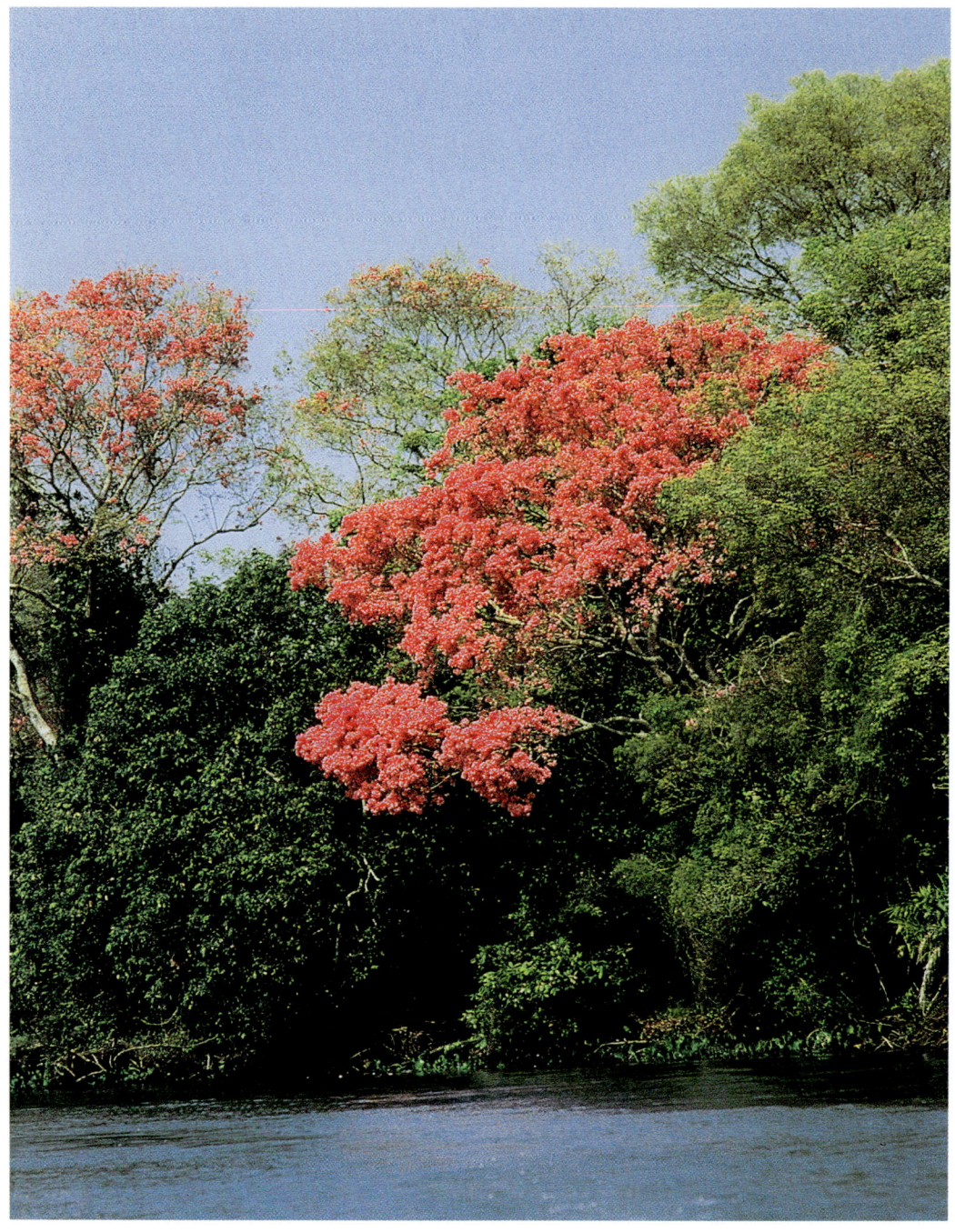

Ulrich Ehrlenspiel

So heilt Lapachotee

Mit der Kraft des indianischen Tees
Krankheiten und Beschwerden heilen

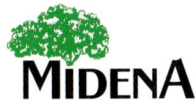

MidenA

Inhalt

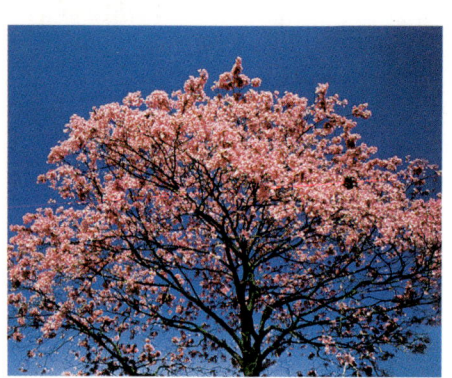

Lapachobäume erreichen ein durchschnittliches Alter von 150 Jahren.

Lapacho besitzt einen außergewöhnlich hohen Gehalt an Mineralstoffen und Spurenelementen.

Vorwort   6

Lapacho – der heilige Baum der Indios   8

Ein prachtvoller Baum   8
Der Rohstoff für den Lapachotee   10
Lapacho erobert die Welt   11
Ein Heilmittel mit großer Tradition   17

Die heilenden Inhaltsstoffe der Lapachorinde   20

Lapacho – ein Cocktail aus
wichtigen Mineralstoffen   20
Lapachol und Veratrumsäure –
Gegenstand der Forschung   29
Sekundäre Pflanzenstoffe in der Lapachorinde   32

Mit Lapacho Immunsystem und Darm stärken   36

So funktioniert unser Immunsystem   36
Der Darm als Teil des Immunsystems   46

Selbstgemachte Medizin aus der Lapachorinde   50

Der Lapachoheiltee   50
Gesunde Süßmacher   52
Lapachomedizin für die innere Anwendung   55
Lapachomedizin für die äußere Anwendung   62

Natürlich heilen
mit Lapacho 68

Gesundheitscocktails
mit Lapacho 110

Obst und Gemüsecocktails mit Lapacho 110
Lapachococktails mit Dickmilch
und Jogurt 113

Indianische Heiltees,
die Lapacho ergänzen 114

Anguraté – der Magenheiltee aus Peru 114
Boldo – der Darmheiltee aus Chile 116
Damiana – das Aphrodisiakum der Azteken 117
Mate – Heilelixier und Genusstee der Gauchos 119
Sarsaparille – Allheilmittel der Mayas 123

Stichwortverzeichnis 126
Über dieses Buch 128

Lapachotee ist eine hervorragende Ergänzung zu einer gesunden Ernährung.

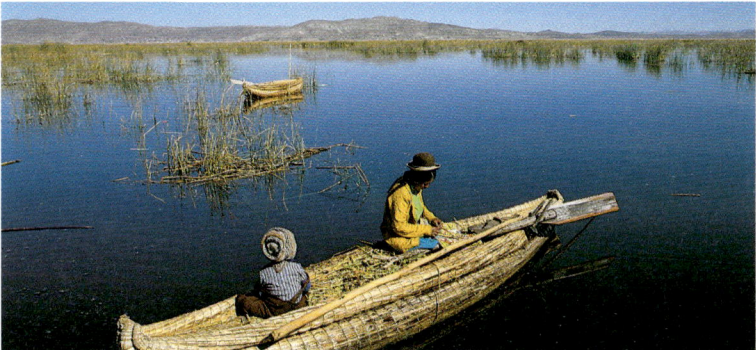

Neben Lapacho kommen in der Medizin der Indios noch etliche andere Teesorten als Heilmittel zum Einsatz.

Vorwort

Lapacho gilt in seiner Heimat, den südamerikanischen Tropen, als der »göttliche Baum« – weniger wegen seiner leuchtenden purpurfarbenen Blüten als wegen seiner außergewöhnlichen Heilkraft. Die Indios am Amazonas und an den Ausläufern der Anden wissen diese schon seit Jahrhunderten bei Infektionskrankheiten zu nutzen. Für sie ist Lapacho angezeigt bei Diabetes, Krebs und Leukämie, aber auch bei Malaria.

Seit etwa 30 Jahren erobert Lapacho die westliche Welt. In Deutschland, Österreich und der Schweiz wurde der Rindentee erst vor wenigen Jahren eingeführt und stößt seitdem auf wachsenden Zuspruch.

Lapachotee wird aus der Rinde des prachtvoll blühenden Lapachobaumes gewonnen.

Die Kraft der Bäume nutzen

Das Wissen um die Heilkraft der Bäume ist auch in unserem Kulturkreis sehr alt. Die Esche bildete beispielsweise den Mittelpunkt des germanischen Götterkults. Der Baum war das Heiligtum des Gotts Odin, und das gesamte Weltbild der Germanen rankte sich um den »Weltenbaum Yggdrasil«, der mit seinen drei mächtigen Wurzeln im Erdenreich verankert ist: dem Totenheim, dem Riesenheim und dem Menschenheim.

Die Heiler und Schamanen der Indios setzen die Rinde des Lapachobaumes sogar bei sehr schweren chronischen Krankheiten ein.

Von alters her symbolisieren Bäume inneres Wachstum. Sie werden als ein Hort der Ruhe empfunden und sind gleichzeitig eine Quelle für zahlreiche Heilmittel: So wird die Rinde der Eiche zu einem heilkräftigen Sud ausgekocht, aus Flechten entsteht ein wirksames Hustenmittel, aus dem Saft der Birke ein Gesundheitselixier, aus den Blättern der Linde wird ein köstlicher Heiltee gegen Fieber und Erkältungskrankheiten bereitet, und auch die Früchte der Bäume, wie etwa der Apfel oder die Birne, finden zu vielerlei Heilzwecken Verwendung.

Der Zwiespalt zwischen Nutzung und Zerstörung

In unserer heutigen Welt haben die Geister und Götter die Bäume längst verlassen: Wir beurteilen sie nach Festmetern und Weltmarktpreisen, in den modernen Nutzwäldern stehen sie in Reih und Glied, damit sie später mit dem geringsten möglichen Aufwand gefällt werden können. Doch mit der Zerstörung des Waldes entstehen nicht nur ökologische Probleme, wir verlieren außerdem einen kulturellen Schatz: Eine uralte Heiltradition geht mit dem Wald unter.

Täglich verschwinden durch die Rodung der Urwälder auf der ganzen Welt unerforschte Pflanzenarten.

Die Nutzung des Lapachobaumes

Das Holz des Lapachobaumes gilt als besonders wertvoll. Es ist extrem hart und widerstandsfähig – zwei Eigenschaften, die ihn in der Holzindustrie zu einem sehr begehrten Material für hochwertige Bodenbeläge machen. Zum Glück aber haben in letzter Zeit auch in Südamerika einige Firmen begonnen, eine nachhaltige Forstwirtschaft zu betreiben. Mit großem Aufwand werden die von der Holzindustrie besonders nachgefragten Bäume einzeln ausgesucht, gefällt und dann fast ohne Schädigung des sie umgebenden Waldes abtransportiert. In Argentinien werden Lapachobäume mittlerweile auch in Plantagen angebaut. Da die Nutzung der Rinde den Baum bei einer maßvollen Vorgehensweise nicht schädigt, brauchen Sie beim Genuss des Tees kein schlechtes Gewissen zu haben.

Was Sie in diesem Buch erfahren

Lassen Sie sich mit diesem Buch ins Reich des indianischen Heilwissens entführen, lernen Sie die Heilkraft des Lapachobaumes nutzen, und erfahren Sie, wie Sie sich aus der Rinde die wirksamsten Heilmittel selbst herstellen können. Zusätzlich verrät dieser Ratgeber die besten Tipps für Lapachoheildrinks mit Obst und Gemüse. Im Anwendungsteil können Sie das richtige Rezept für (fast) jede Beschwerde nachschlagen. Zudem werden weitere Heiltees der Indios vorgestellt, die bei uns erhältlich sind und sich besonders gut mit Lapacho kombinieren lassen.

Der Lapachobaum gedeiht auch in Indien. Man sagt, Mahatma Ghandi habe täglich eine Tasse Tee aus der zerstoßenen Rinde getrunken.

Lapacho – der heilige Baum der Indios

Bis vor wenigen Jahren war Lapacho bei uns noch fast völlig unbekannt. Für die Indios Südamerikas ist die Rinde dagegen von alters her ein Standard-Heilmittel für alle möglichen Beschwerden, vergleichbar etwa mit unserer Kamille. In den sechziger Jahren fand sie auch bei Schulmedizinern in Brasilien und Argentinien Anerkennung. Verschiedene Zeitungen jubelten sie sogar zu einem Wundermittel gegen Krebs hoch. Nicht zuletzt dadurch wurde sie langsam auch in Nordamerika und schließlich in Europa bekannt.

Die Indios geben das wertvolle Wissen um die Heilkraft und die vielfältigen Anwendungsmöglichkeiten der Lapachobaumrinde von Generation zu Generation weiter.

Ein prachtvoller Baum

Der amerikanische Präsident Theodor Roosevelt bewunderte bei einem Staatsbesuch in Argentinien die Blütenpracht des Lapachobaumes und fragte seine Gastgeber, ob man ihn auch in den USA anpflanzen könne. Heute steht ein Prachtexemplar der Tabebuia impetiginosa – so sein lateinischer Name – im Missouri Botanical Garden von St. Louis, wo jeder Besucher seine Schönheit bestaunen kann.

Eine kleine Pflanzenkunde

Lapachobäume können sehr groß werden. Sie erreichen eine Höhe von bis zu 50 Metern.

Der Lapachobaum gehört zur Pflanzenfamilie der Tabebuia oder Tecoma, die im gesamten tropischen Amerika verbreitet ist. Es handelt sich dabei um mittlere bis große Bäume mit meist gelben, rosafarbenen und roten Blüten, die eine längliche, holzartige Frucht tragen. Aus den Blüten einer Unterart stellen die Indios noch heute eine purpurähnliche Farbe her, die zum Färben von Textilien verwendet wird.

Praktisch alle Unterarten sind für ihr außerordentlich hartes und dauerhaftes Holz bekannt. Es findet in Südamerika für die Herstellung von Gegenständen Verwendung, die besonders haltbar sein müssen – vom Ackergerät bis zum Fischerboot. Während andere Bäume leicht von Schädlingen befallen werden, ist die Tabebuia-Familie äußerst resistent gegen ungebetene Gäste, vor allem gegen Pilze und Termiten. Diese Tatsache wird übrigens von Botanikern als Hinweis auf die antimykotische (pilztötende) Wirkung verschiedener Inhaltsstoffe der Rinde gesehen. Kein Wunder also, dass Lapachobäder in vielen Ländern Südamerikas ein bekanntes Mittel gegen Fuß- und Nagelpilz sind.

Vor allem in Brasilien und Argentinien gehört der Lapachobaum zum Alltag wie bei uns der Ahorn: Selbst in den vom Smog geplagten Metropolen ist er ein beliebter Straßenbaum. Dort heißt er übrigens »Pau d'arco« (»Bogenholz«) oder »Ipe roxo« (»Rote Rinde«). Der spanische Name Lapacho ist vermulich auf »lapachar« – »feuchtes, nasses Land« – zurückzuführen.

Botanischer Steckbrief des Lapachobaumes

- Lapacho gibt es in etwa 100 Gattungen auf dem gesamten südamerikanischen Subkontinent.
- Als besonders heilkräftig gelten der *Lapacho morado* (Violetter Lapacho), der vornehmlich in den trockeneren Wäldern der Andenausläufer vorkommt, und der *Lapacho colorado* (Roter Lapacho), der im feuchten Tiefland wächst und mittlerweile eigens zur Gewinnung des Tees angebaut wird.
- Die Höhe des Baumes beträgt bis zu 50 Meter, der Stammesdurchmesser bis zu zwei Meter.
- Der Baum erreicht ein durchschnittliches Alter von 150 Jahren, der *Lapacho morado* kann sogar bis zu 700 Jahre alt werden.
- Die meisten Tabebuia-Arten wachsen auf kalk- und eisenreichen Böden – eine wichtige Voraussetzung für den hohen Mineralstoffgehalt, der in ihrer Rinde nachgewiesen werden kann.

Die purpurfarbenen, trompetenförmigen Blüten einiger Lapachoarten kann man in ihrer südamerikanischen Heimat zwischen Dezember und Februar bewundern.

Die zahlreichen Namen der Lapachoarten

■■■■■■■■■■■■■■■■■■■■■■■■■■■■■■■■■■■■

Die Familie der Te-coma ist im gesam-ten tropischen Ame-rika weit verbreitet.

- Acapro
- Alumbre
- Amapa
- Capitaray
- Carobeira
- Cicala
- Coralibe
- Cortés
- Ebano verde
- Flor amarilla
- Groenhart

- Guayacán
- Hakia
- Ipe roxo
- Ironwood
- Madera negra
- Pau d'arco
- Polvillo
- Surinam greenhart
- Taji
- Tecoma
- Verdecillo

Der Rohstoff für den Lapachotee

Auch wenn fast alle Lapachoarten eine heilkundliche Wirkung aufweisen, wird Lapachotee heute vorwiegend aus einer be-stimmten Art des Baumes hergestellt: der Tabebuia impetiginosa (frühere Bezeichnung: Tabebuia avellanedae). Die Rinde kann da-bei auf eine Weise geerntet werden, die den Baum schont und nicht absterben lässt.

Das Abschälen der Rinde wird beim Lapacho ähnlich ausgeführt wie bei unseren europäi-schen Korkeichen.

Je älter die Bäume sind, desto größer schätzt man ihre Heilwir-kung ein. Aus diesem Grund sind Lapachotees, die aus den wilden Beständen des Urwaldes stammen, begehrter als diejenigen aus den Plantagen in Argentinien und Paraguay. Nicht vergessen darf man allerdings, dass die meisten Pflanzer biologischen Landbau betreiben. Der Tee ist bei uns mittlerweile in den meisten Apo-theken, Teegeschäften, Bio-Läden und Reformhäusern erhältlich.

Die heilkräftige innere Rinde

Schon die Inkas verwendeten für ihre Medizin nur die rotbraune innere Rinde. Sie ist das frischeste Gewebe des Baumes, durch das die Nährstoffe transportiert werden. Es erscheint logisch, dass in diesem Teil der Pflanze auch die meisten heilkräftigen Substanzen enthalten sind.

Im Laufe seines Wachstums »wandert« diese innere Rinde langsam nach außen und verhärtet sich. Ihre Färbung wird zunehmend dunkler, bis sie schließlich zur schützenden äußeren Rinde des Baumes wird. Die Rinde wird dann zermahlen, um aus den »Spänen« einen Absud herzustellen.

Das sollten Sie beim Einkauf beachten

In der amerikanischen Lapacholiteratur wird immer wieder vor minderwertigen Teequalitäten gewarnt. So hätten in den USA durchgeführte Labortests ergeben, dass manche Tees völlig wirkungslos seien, weil sie mit Sägespänen anderer Baumarten versetzt seien oder von ganz anderen Bäumen stammten. In Deutschland gibt es solche Bedenken nicht. Laut Auskunft des Instituts für Pharmazeutische Biologie in München, das an der Lapachorinde ausgiebige Forschungen durchgeführt hat, ist es in dieser Hinsicht bisher zu keinen Beanstandungen gekommen. Auch alle anderen im Handel angebotenen Lapachoprodukte, wie Tabletten, Kapseln, Honigwein und Pulver, sind nach Erkenntnissen des Institutes qualitativ völlig in Ordnung.

Beim Einkauf sollten Sie darauf achten, dass der Tee nicht in Plastik verpackt ist, sondern besser in Papierbeuteln. Es wird immer wieder darauf hingewiesen, dass Tees, die bei höheren Umgebungstemperaturen über längere Zeit in einer Plastikverpackung gelagert werden, ihre Heilwirkung teilweise verlieren. Wissenschaftlich bewiesen ist diese Behauptung aber bis heute nicht.

Bevorzugen Sie Lapachotee mit einer rotbraunen Färbung, falls Sie sich zwischen einer größeren Auswahl entscheiden können.

Lapacho erobert die Welt

»Für Krebs gibt es ein Heilmittel«. Diese Überschrift der brasilianischen Zeitung *O Cruzeiro* im Frühjahr 1967 war der Beginn einer großen Kontroverse um den Lapachotee, die sich zunächst noch auf Brasilien beschränkte, dann aber über Argentinien auch die USA erfasste.

Der Artikel brachte die Geschichte eines krebskranken Mädchens aus Rio de Janeiro. In einer Vision soll ein Mönch ihr Besserung versprochen haben, wenn sie einen Tee trinken würde, der aus der Rinde des Lapachobaumes zubereitet sei. Ihre Eltern nahmen die Sache nicht ernst, sie führten die Geschichte auf die Schwäche ihrer Tochter zurück und auf die Tatsache, dass sie den Ärzten nicht mehr vertraute. Dann, so wurde berichtet, habe das Mädchen eine zweite Vision gehabt: Der Mönch sei ihr erneut erschienen und habe ihr geraten, sich einen Tee speziell aus der Rinde der Lapachobäume in Pernambuco oder Bahia (im tropischen Norden Brasiliens) zuzubereiten. Dieses Mal befolgten die Eltern den Ratschlag, und das Mädchen wurde tatsächlich gesund.

Die Entdeckung von Lapacho in Brasilien

Reißerische Zeitungsartikel mit Berichten über sensationelle Heilerfolge lösten in Brasilien einen wahren Lapacho-Boom aus.

Nüchterner als der Verfasser dieses fast märchenhaften Zeitungsartikels ging der große Pionier der Lapachoforschung, der emeritierte Professor für Botanik, Valter Accorsi, mit dem Thema um. Er ließ sich 400 Kilogramm der Rinde aus Bahia kommen und verteilte sie zunächst an Leukämiepatienten, um erste Beobachtungen anzustellen. Seine Ergebnisse: Lapacho wirkte schmerzlindernd und führte zu einer deutlichen Vergrößerung des Volumens der roten Blutkörperchen. Privat notierte er eine Vielzahl weiterer Heilerfolge bei Erkrankungen wie etwa Diabetes, Magengeschwüren und rheumatischen Beschwerden. Anfangs zeigte sich der Professor seinen eigenen Ergebnissen gegenüber skeptisch. Als sich jedoch die Frau eines Schulfreundes von Darmkrebs im Endstadium erholte, waren seine Zweifel überwunden: Nach

Das Krebsrezept des Professor Accorsi

Der Pionier der Lapachoforschung, Prof. Valter Accorsi, empfiehlt bei Krebsleiden die Herstellung eines Extrakts aus der Rinde. Davon ist auf langzeittherapeutischer Basis alle drei Stunden ein Teelöffel mit etwas Wasser einzunehmen.

fünf erfolglosen Operationen verließ sie sich am Schluss nur noch auf Lapachotee.

Der Run auf die Rinde

Dr. Accorsi sammelte immer mehr Erfahrungsberichte über die Heilwirkung der Lapachorinde, die ihn aus allen Ecken Brasiliens erreichten. Besonders bei älteren Krebspatienten, die man bereits aufgegeben hatte, waren die Heilerfolge erstaunlich.

Die Reporter der Zeitung O Cruzeiro statteten Accorsi schließlich einen Besuch ab. Sie berichteten, wie der Professor täglich von morgens bis abends bis zu 2000 Hilfesuchende empfing, um die Rinde kostenlos an sie zu verteilen.

Bald hatten die Zeitungsartikel eine wahre Hysterie ausgelöst: Die Rinde wurde von den Lapachobäumen in den Straßen von Rio de Janeiro und São Paulo brutal heruntergerissen. In der Stadt Campinas kletterten ganze Horden über die Mauern und Zäune des Botanischen Gartens, um sich über den fein säuberlich gekennzeichneten Lapachobaum herzumachen. Die Botaniker waren daraufhin gezwungen, Wachposten einzurichten.

Die brasilianischen Zeitungsberichte über Krebsheilungen mit Lapacho waren nicht immer seriös.

Eine Kontroverse beginnt

Die Zeitung O Cruzeiro geriet seitens der Medizin ins Kreuzfeuer der Kritik. Schließlich relativierte der Chefredakteur die Schlagzeile, dass für Krebs ein Heilmittel gefunden worden sei: Man habe nur aufrütteln wollen. Um aber den eigenen Ruf zu retten, ging die Zeitung dazu über, die Namen der Ärzte und Apotheker zu veröffentlichen, die Heilerfolge mit Lapacho erzielt hatten. Außerdem wurden Biopsie-Ergebnisse, Röntgenbilder und unterschriebene Rezepte abgedruckt, mit denen Ärzte die Rinde verordnet hatten. Über 1000 Fälle von Diabetes, bei denen die Einnahme von Lapachotee geholfen hatte, wurden der Öffentlichkeit bekannt, darüber hinaus weitere Fälle von Heilerfolgen bei fortgeschrittener Leukämie, Hautkrebs und Magengeschwüren. Lapacho wurde in zahlreichen Arztpraxen verschrieben und später auch in Krankenhäusern angewendet. Das Land-

Öffentliche Zweifel der Schulmedizin an der Heilwirkung des Lapacho führten zu intensiven wissenschaftlichen Untersuchungen, die die Heilerfolge des Lapacho schließlich untermauerten.

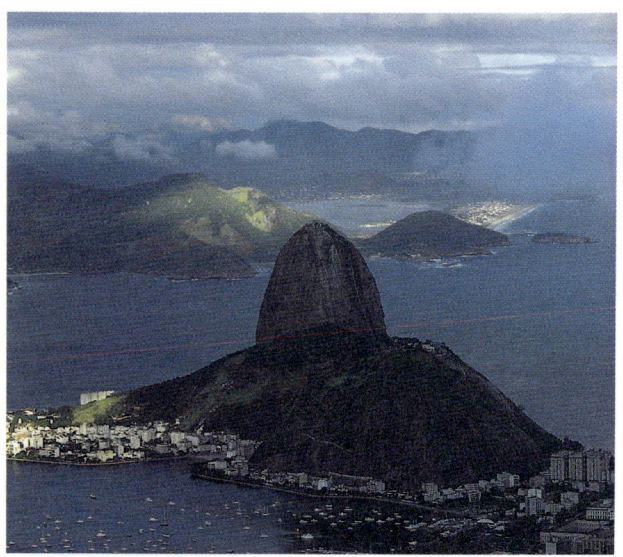

Mit einem Zeitungsbericht über die wundersame Heilung eines krebskranken Mädchens aus Rio de Janeiro durch die Behandlung mit Lapachotee begannen die Diskussionen um dessen Heilkraft.

wirtschaftsministerium schickte Muster der Rinde in die USA, wo sie genauer untersucht werden sollten. Der Apotheker Antonio Braga forderte sogar, dass der Staat die großangelegte Verteilung der Rinde in die Hand nehmen müsse.

Doch die Gegner ließen nicht lange auf sich warten. Die Ärzte, die Lapacho öffentlich als Therapeutikum für schwere Krankheiten gerühmt hatten, mussten bald um ihre Approbation fürchten. Die Zeit der großen Rückzieher begann: Die Leitung einer Klinik von São Paulo verbot ihren Ärzten, Lapacho weiterhin zu verschreiben und sprach der Rinde in einer Pressemitteilung jegliche ernstzunehmende Heilwirkung ab. Parallel zu diesen Ereignissen wurde jedoch wissenschaftlich an Lapacho geforscht. In São Paulo verabreichte eine unabhängige Gruppe von Medizinern verschiedener Fachrichtungen tumorkranken Ratten Lapachoextrakt. Sie überlebten bedeutend länger als die Tiere, die nicht behandelt worden waren. Auch eine Wirkung gegen Gastritis und Diabetes wurde anerkannt. Doch trotz aller Erfolge verlor die Debatte an Kraft. Der neue Direktor der Klinik von São Paulo ließ in den siebziger Jahren noch zwei Studien zu dem Thema durchführen, seitdem ist es in Brasilien um den Lapacho ruhig geworden.

Der Funken springt auf Argentinien über

Auch in Argentinien sollte Lapacho einen Mentor finden. In seinem Heimatort Tucumán, im subtropischen Norden des Landes, experimentierte der deutschstämmige Dr. Teodoro Meyer, wie Valter Accorsi Professor für Botanik, mit der Rinde. Sein eigentliches Ziel war es, der pharmazeutischen Industrie bisher unbekannte natürliche Wirkstoffe für die Entwicklung neuer Medikamente gegen verschiedene Krankheiten zu liefern.

Ein einsamer Kämpfer

Meyer begann, die Rinde ebenfalls an Krebskranke zu verteilen, und verzeichnete ähnliche Ergebnisse wie sein Kollege Valter Accorsi, mit dem er sich in einem regen Austausch befand. Darüber hinaus entwickelte er ein Elixier für besonders schwer Erkrankte, das er aus der inneren Rinde von drei verschiedenen Lapachoarten herstellte: Aus dem Nordwesten seines Landes besorgte er sich *Tecoma fabrisi* und Rosa Lapacho (Tabebuia impetiginosa). Die dritte Gattung, den Roten Lapacho, erhielt er in der Provinz Corrientes. Den alkoholfreien Auszug dieser Komponenten verabreichte er neben dem Tee (siehe Kasten) alle drei Stunden löffelweise an die Schwerkranken.

Zukunftsweisend war bereits damals der Rat, den er seinen Kollegen gab: »Die Therapie ›unheilbarer‹ Krankheiten wie Krebs und Leukämie ist sehr langfristig zu betrachten, meistens ist sie lebenslang beizubehalten. (...) Auch wenn eine erneute Diagnose negativ ausfällt (die Krankheit ist offensichtlich geheilt) sollte man diesen Ergebnissen nicht trauen, denn nach der Behandlung können die Symptome und Schmerzen nach einiger Zeit wieder

Meyer sprach fließend Aimara und Guaraní, die Sprachen der Indios im Norden Argentiniens, und fand dadurch viel über deren Heilgeheimnisse heraus.

Auch zur Unterstützung langzeittherapeutischer Behandlung von schweren Krankheiten lässt sich Lapacho wirksam einsetzen.

Das Lapacho-Rezept von Dr. Teodoro Meyer

Die Zubereitungsweise des Dr. Meyer wird im Westen kaum praktiziert: Der Tee schmeckt einfach zu bitter. In Argentinien schwören dagegen noch heute viele Menschen darauf.

- Man gibt sechs Esslöffel der Rinde in einen Topf mit etwa einem Liter kochendem Wasser.
- Die Rinde wird etwa fünf Minuten gekocht, bis sich die Flüssigkeit um etwa $1/4$ reduziert hat.
- Der abgekühlte Sud wird durch ein Stück Stoff abgefiltert.
- Einnahme: Dreimal täglich vor den Mahlzeiten in kleinen Schlucken ohne Unterbrechung trinken.

auftreten. (...) Die Erklärung dafür ist wohl in der Tatsache zu sehen, dass diese Krankheiten meist erst in einem fortgeschrittenen Stadium diagnostiziert werden.« Spätere Studien haben diese Beobachtung teilweise bestätigt: Wie alle Immunstimulantien wirkt Lapacho nur während der Dauer der Einnahme. Dr. Meyer beobachtete weiterhin, dass sich viele seiner Patienten bald nach der ersten Einnahme von Lapacho von den Schmerzen befreit fanden und die Schmerzmittel absetzen konnten.

Im Frühjahr 1966 beantragte er bei seinem Dekan die Bewilligung von Geldern für ein großangelegtes Forschungsprojekt. Doch obwohl er hohes Ansehen genoss – vier Jahre zuvor hatte er den argentinischen Staatspreis für Biologie erhalten – wurde sein Antrag zurückgewiesen. Sein Traum sollte bis zu seinem Lebensende nicht in Erfüllung gehen. Enttäuscht starb er wenige Jahre später in Tucumán.

Lapacho kommt nach Nordamerika und Europa

Wenn es um die Pilzerkrankung Candida albicans geht, gehört eine Lapachokur bei amerikanischen Heilpraktikern heute zu den Standard-Behandlungen.

Bis zur Einführung des Lapachotees in Nordamerika vergingen seit den ersten Zeitungsberichten in Argentinien und Brasilien noch fast 15 Jahre. Doch dann ließen die ersten positiven Erfahrungsberichte auch in den USA nicht lange auf sich warten. Aus Houston wurde gemeldet, dass eine Frau mit schwerer Diabetes ihre Insulindosis bereits 72 Stunden nach der Einnahme von Lapachotee um die Hälfte reduzieren konnte. Ähnliche Berichte kamen aus New Jersey. Noch spektakulärer waren die Meldungen von Spontanremissionen bei Tumorkranken, die im *Cancer News Journal* erschienen. Gleichzeitig wurde – im Gegensatz zur brasilianischen Presse – immer wieder betont, dass es sich um Einzelfälle handle und man nicht von einem Wundermittel gegen Krebs sprechen könne.

Daneben kristallisierte sich im Rahmen weiterer Forschungen bald ein weiteres Anwendungsgebiet heraus: Lapachotee zeigte hervorragende Ergebnisse bei Candida albicans, dem berüchtigten Hefepilz, der vom Darm ausgehend fast alle Organe angreifen kann.

Demonstrationen für Lapacho

In Kanada verlief der Einzug des Lapachotees weitaus dramatischer als im Nachbarland USA. Als sich seine Wirkung gegen Tumore herumgesprochen hatte, wurde die Rinde vom kanadischen Gesundheitsministerium umgehend als neues Arzneimittel eingestuft. Das Zulassungsverfahren, das daraufhin eingeleitet wurde, sieht vor, dass die Droge solange vom Markt zu nehmen ist, bis ihre Wirksamkeit erwiesen und klargestellt ist, dass die Nebenwirkungen ein vertretbares Maß nicht übersteigen. Wie in Deutschland auch, kann sich ein solches Verfahren allerdings über Jahre hinziehen.

In Kanada wollte man diesen Bann nicht einfach hinnehmen: Es wurde ein Demonstrationszug zum Parlament organisiert. In Vancouver kleideten sich die Demonstranten im Stil des 19. Jahrhunderts und spielten damit auf die geschichtsträchtige »Boston Tea Party« an, als der schwarze Tee in den USA verboten werden sollte. Und in Anlehnung an damalige Zeiten skandierte man »Free the Tea« – »Freiheit für den Tee«. Heute wird in den kanadischen Reformhäusern kaum jemand am Lapachotee vorbeikommen.

In Deutschland gibt es die Rinde zwar bereits seit einigen Jahren zu kaufen, richtig populär ist der Tee aber erst in den letzten Monaten geworden. Grund genug, um auf Erfahrungsberichte gespannt zu sein...

In Kanada kämpften Lapachoanhänger in Demonstrationen für den Lapachotee – und waren erfolgreich.

Ein Heilmittel mit großer Tradition

Es gibt zahlreiche Hinweise dafür, dass die Lapachorinde schon vor den Inkas von den indianischen Schamanen zu Heilzwecken verwendet wurde. Zur Verbreitung dieser alten Tradition trugen vor allem die Schamanen der Kallawaya bei, deren Wissen heute wieder hohes Ansehen genießt. Erst vor kurzer Zeit ließ sich ein hoher Politiker Boliviens von einem ihrer Heilkundigen behandeln, nachdem schulmedizinische Therapien bei ihm keine Wirkung gezeigt hatten.

Schamanen, die Heiler der Naturvölker, genießen durch ihr Wissen über die traditionellen Heilmethoden hohes Ansehen.

Die Männer, die die Medizin auf den Schultern tragen

Die Kallawaya bewohnen noch heute die Hochebenen der bolivianischen Anden. In diesem kargen Land wachsen auf einer Höhe von über 3000 Metern vorwiegend Gräser und kleine Büsche. Die Vegetation ist nicht sehr artenreich und besteht aus Pflanzen, die in der großen Kälte der Nächte und der extremen Hitze der Tage sowie nach langen Trockenzeiten noch überleben können. Diese Tatsache führte schon vor Jahrhunderten zu der Notwendigkeit, sich Heilpflanzen in anderen Gegenden zu beschaffen. Die Kallawaya kamen also weit herum, sie lernten die Heilgeheimnisse anderer Stämme kennen und gaben ihr eigenes Wissen bereitwillig weiter. So bedeutet das Wort Kallawaya: »Die Männer, die die Medizin auf den Schultern tragen«. Wie beträchtlich dieses Wissen ist, zeigt die Tatsache, dass sich die Rezepte der Kallawaya bis heute aus über 1000 Heilpflanzen zusammensetzen. Archäologen fanden inzwischen sogar Indizien dafür, dass ihre Heiler schon vor langer Zeit Gehirnoperationen durchführten. Dabei sollen für die Betäubung Pflanzen zur Anwendung gekommen sein.

Die in den Hochebenen lebenden Kallawaya nehmen lange Wege auf sich, um sich in niedrigeren Regionen mit Lapachorinde zu versorgen.

Das Heilwissen der Kallawaya – ein Kulturgut

Auf der Weltausstellung 1889 in Paris präsentierte die bolivianische Regierung ein Inventar der von den Kallawaya verwendeten Heilkräuter, in dem Lapacho selbstverständlich vorkam. So wurden die Kallawaya auch in Europa bekannt. Die damaligen Zeitungen berichteten beispielsweise von dem Fall eines verkrüppelten Mädchens, das von deutschen Spezialisten bereits vier Mal erfolglos operiert worden war. Die Kallawaya – so heißt es – haben die Heilung allein mit Kräuteranwendungen herbeigeführt.

Lapacho soll in einem anderen spektakulären Fall zur Anwendung gekommen sein: Als der Panama-Kanal gebaut wurde, erkrankte ein großer Teil der Arbeiter an Gelbfieber und Malaria. Man rief Kallawaya-Schamanen herbei, die den Kranken mit einem Rezept halfen, in dem unter anderem die chininhaltige Perurinde und Lapacho enthalten gewesen sein soll.

Schulmedizin und Naturmedizin ergänzen sich

Die Tatsache, dass die Kallawaya-Heiler ihre Diagnosen durch Weissagung stellen, wurde ihnen in den fünfziger Jahren zum Verhängnis: Sie fielen dem bereits damals schwelenden Streit zwischen moderner wissenschaftlicher Medizin und Naturmedizin zum Opfer. Man verfehmte sie als Hexer und Quacksalber. Höhepunkt dieser Kampagne war schließlich ein offizielles Verbot, heilkundlich tätig zu sein.

In der Zwischenzeit hat sich vieles geändert, und der Trend hin zur Naturmedizin ist so stark wie nie zuvor. Dankbar greifen Anwender und naturheilkundlich orientierte Ärzte auf der ganzen Welt wieder auf das uralte Wissen der Kallawaya zurück, und ihr Ruf ist vollkommen rehabilitiert. Für sie stellt die Kombination moderner medizinischer Techniken mit alten Heilweisen heute kein Problem dar, und nicht wenige von ihnen haben sich mittlerweile als approbierte Ärzte niedergelassen. Dies wiederum hat dazu geführt, dass auch die Heilkraft des Lapachotees in Südamerika von kaum einem Schulmediziner mehr bezweifelt wird. Wissenschaftliche Nachweise, die bei uns gern im vorhinein gefordert werden, sind hier angesichts der überzeugenden Erfahrungsberichte keine Voraussetzung mehr für den Glauben an seine außerordentliche Heilkraft.

Unzählige Erfahrungsberichte sprechen für die vielseitige Heilkraft der Lapachorinde.

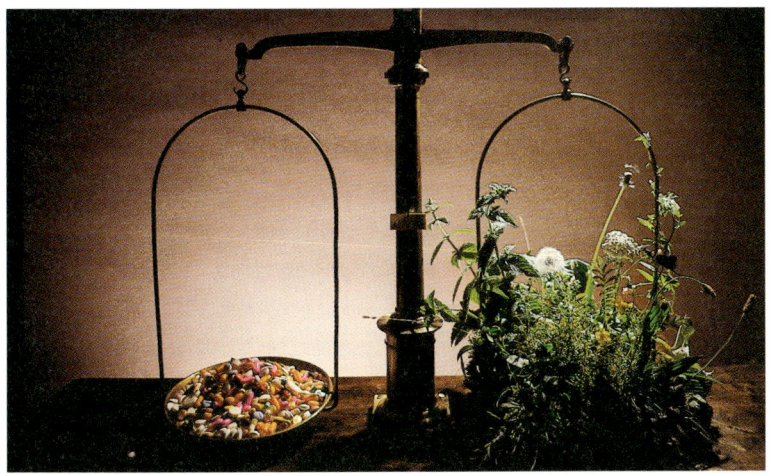

Mittlerweile greifen auch zahlreiche Schulmediziner auf naturheilkundliche Methoden und homöopathische Heilmittel zurück, statt sofort Medikamente zu verschreiben.

Die heilenden Inhalts-
stoffe der Lapachorinde

Die spektakulären Berichte über die Heilerfolge des Lapacho gingen natürlich auch an der medizinischen Forschung nicht spurlos vorüber. Verschiedene Untersuchungen von Forschungseinrichtungen in den USA, in Japan und Deutschland bestätigen der Lapachorinde einen außergewöhnlich hohen Gehalt an Mineralstoffen und seltenen Spurenelementen sowie eine Kombination anderer Wirkstoffe, die nachweislich das Immunsystem stimuliert und sich als besonders wirksam gegen Pilze, Viren und Bakterien erwiesen hat. Diese Eigenschaften machen Lapacho zu einer wertvollen Nahrungsergänzung und zu einem hochwirksamen Naturheilmittel.

Die wertvollen und heilenden Wirkstoffe des Lapachobaumes befinden sich vor allem in seiner Rinde.

Lapacho – ein Cocktail aus wichtigen Mineralstoffen

Die Eignung des Tees zur Ergänzung der täglichen Nahrung begründet sich in erster Linie aus der Vielzahl der Mineralstoffe und Spurenelemente, die in der Rinde des Lapachobaumes nachgewiesen werden konnten. Diese Mineralien werden vom Darm besonders gut aufgenommen und verwertet.

Mineralstoffe und Spurenelemente kommen im Erdreich überwiegend in Form von Salzen vor. Pflanzen benötigen diese Salze für ihr Wachstum und nehmen sie durch die Wurzeln aus der Erde auf. Würden wir also nur frische Rohkost zu uns nehmen, wäre eine ausreichende Zufuhr dieser Stoffe durchaus gesichert. Da unsere Lebensmittel aber in vielen Fällen einen industriellen Verarbeitungsprozess durchlaufen, ist ihr Gehalt an lebenswich-

Wer täglich einen halben Liter Lapachotee zu sich nimmt, kann auf Mineralstoffpräparate aus der Apotheke im Normalfall verzichten.

tigen Vitaminen, Mineralstoffen und Spurenelementen in der Regel sehr gering. Ebenfalls negativ auf den Nährstoffgehalt wirken sich Schwermetalle, Umweltgifte und Pflanzenschutzmittel aus.

Mineralien sind lebenswichtig

Dass wir Vitamine zum Überleben brauchen, ist hinreichend bekannt. Viele Menschen versuchen, sich mit Brausetabletten zu behelfen, beachten aber nicht, dass sie damit nicht alle Wirkstoffe ersetzen können, die ihnen durch denaturierte Nahrung verloren gehen. So sind Mineralien für das Funktionieren der Stoffwechselvorgänge in unserem Körper ebenso wichtig wie Vitamine. Sie steuern die Aufnahme und Weiterverarbeitung der Nährstoffe aus der Nahrung, regeln unseren Wasserhaushalt und sorgen für einen optimalen Sauerstofftransport im Blut. Die Folgen eines Mineralstoffmangels zeigen sich erst auf lange Sicht und lassen sich keinesfalls auf Symptome wie brüchige Nägel oder sprödes Haar reduzieren. Im Gegenteil, viele typische Zivilisationskrankheiten können mit einem solchen Mangel zu tun haben, etwa Kopfschmerzen (auch Migräne), Schlafstörungen, Abwehrschwäche und Pilzerkrankungen. Die Erfahrung zeigt, dass sich Menschen oft jahrelang mit diesen Beschwerden plagen, ohne zu ahnen, dass ihr Körper regelrecht unterernährt ist. Selbst schwere Stoffwechselkrankheiten wie Diabetes oder Krebs können langfristig auf Mangelerscheinungen zurückzuführen sein.

Bei den Mineralien unterscheidet man zwei große Gruppen: zum einen die Mikromineralien, von denen im gesunden Körper große Mengen vorhanden sind. Hierbei handelt es sich beispielsweise um Kalzium, Magnesium und Phosphor. Die andere Gruppe bilden die Spurenelemente, die in sehr geringen, teilweise fast nicht mehr nachweisbaren Mengen vorkommen. Zu dieser Gruppe gehören unter anderen Zink, Kupfer oder Kobalt. Trotz ihres geringen Vorkommens im Körper sind sie für den Organismus lebenswichtig. Um die Bedeutung der Mineralien für unsere Gesundheit besser zu verstehen, wollen wir die Funktion der wichtigsten Mineralstoffe und Spurenelemente kurz beschreiben.

Mineralien spielen eine zentrale Rolle bei der Steuerung des Stoffwechsels.

Depressionen können auf einen Mangel an Mineralstoffen zurückzuführen sein.

Die Heilkraft des Lapachotees im Überblick

Mit Lapachotee können Sie Ihrer Gesundheit in den verschiedensten Bereichen etwas Gutes tun:

- Lapacho wirkt pilztötend (antimykotisch).
- Lapacho hemmt die Vermehrung von Viren (antivirale Wirkung).
- Lapacho ist in der Lage, Bakterien abzutöten (antibakterielle Wirkung).
- Lapacho sorgt für einen ausgeglichenen Mineralstoff-Haushalt.
- Lapacho steigert die Aktivität des Immunsystems um bis zu 48 Prozent.
- Lapacho entgiftet Leber und Niere.
- Lapacho steigert die Sauerstoffaufnahme der roten Blutkörperchen.
- Lapacho wirkt schmerzlindernd.

- Lapacho saniert den Darm und verhilft zu einer besseren Aufnahme der Nährstoffe aus der Nahrung.
- Lapacho ist ein Basenbildner. Der Tee hilft also bei Übersäuerung des Körpers.
- Lapacho wirkt antitumoral und beugt Krebs vor.
- Lapacho fördert die Wundheilung.
- Lapacho pflegt die Haut und hilft bei Hautunreinheiten.
- Lapacho hilft bei Allergien.
- Lapacho lindert alle Beschwerden, die auf eine Entzündung zurückgehen, z.B. Mandelentzündung, Gelenkentzündung, Knochenentzündung, Prostataentzündung, Blasenentzündung.
- Lapacho gleicht den Insulinhaushalt aus und kann dadurch bei Diabetes eine lindernde Wirkung haben.

Frauen sind durch den monatlichen Blutverlust während der Menstruation besonders häufig von Eisenmangel betroffen.

Eisen und Kupfer für das Blut

Eisen ist in der Lapachorinde reichlich enthalten. Dieses Spurenelement benötigen wir für den Sauerstofftransport im Blut. In den Körperzellen bildet sich ein eisenhaltiges Enzym, das für die Energieaufnahme entscheidend ist. Dadurch wird täglich Eisen verbraucht, das wir durch die Nahrung wieder zuführen müssen. Gerade Frauen sollten während der Menstruation sowie während

Mineralstoffmangel ist eine Volkskrankheit

Gerade Kinder leiden heute an Mineralstoffmangel. Das ist besonders alarmierend, da bei Heranwachsenden der Knochenaufbau noch im Gange ist und ein Mangel, etwa an Kalzium, zu Langzeitschäden führen kann. Eine Untersuchung des Schweizer EIVE-Institutes an 150 Kindern zu diesem Thema brachte folgende alarmierende Ergebnisse:

- 33 Prozent der Probanden litten unter Kaliummangel.
- 58 Prozent der Testpersonen fehlte es an Chrom.
- 39 Prozent hatten zu geringe Zinkwerte.

Schmackhaft zubereitet (siehe Rezepte auf Seite 110ff.) ist Lapacho auch für Kinder ein idealer Mineralstofflieferant.

Die Mineralstoffe im Überblick

Der Wissenschaftler Fred Ladefoged konnte in der Lapachorinde eine für eine Heilpflanze außergewöhnlich breite Palette an Mineralstoffen und Spurenelementen nachweisen:

- Kalzium
- Molybdän
- Magnesium
- Kupfer
- Zink
- Kobalt
- Phosphor
- Bor
- Silizium
- Gold
- Kalium
- Silber
- Natrium
- Selen
- Eisen
- Barium
- Chrom
- Nickel
- Mangan
- Jod

der Schwangerschaft und Stillzeit auf eine erhöhte Eisenzufuhr achten. Kupfer, das übrigens in den meisten eisenhaltigen Nahrungsmitteln enthalten ist, ist wichtig für die Sauerstoffaufnahme im Blut. Es ist an der Bildung der roten Blutkörperchen beteiligt und wird vom Körper nur aufgenommen, wenn genügend Eisen vorhanden ist. Darüber hinaus steuert Kupfer den Farbstoffhaushalt des Körpers. Nicht selten leiden Menschen, deren Haare früh

Die in Puddingpulver, Instantsuppen, Speiseeis und Diätkost enthaltenen Alginate hemmen die Aufnahme von Eisen aus dem Darm.

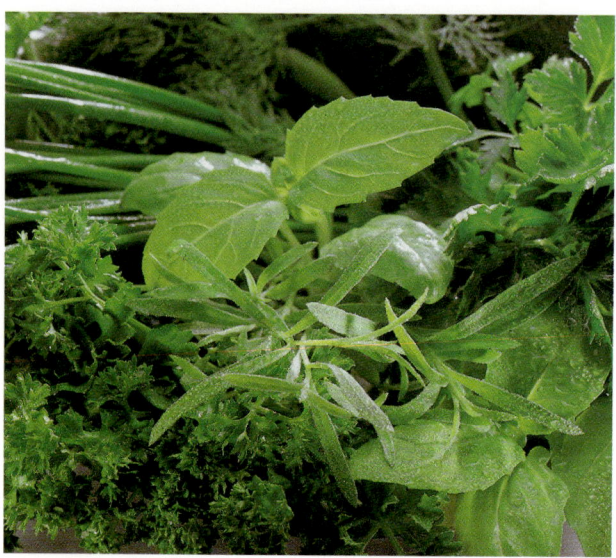

Küchenkräuter, wie beispielsweise die Petersilie, haben einen hohen Gehalt an Eisen und Kupfer.

ergrauen, unter einem Kupfermangel. Auch das Immunsystem wird geschwächt, wenn im Blut zu wenig Kupfer vorhanden ist. Die vom Körper benötigten Mengen sind allerdings sehr gering.

Übrigens: Wer sich vegetarisch ernährt, muss keinesfalls einen Eisen- oder Kupfermangel befürchten: Grünes Gemüse, Küchenkräuter, wie etwa die Petersilie, und Hülsenfrüchte (Erbsen, Linsen, Bohnen) sind zuverlässige Lieferanten. Durch den gleichzeitigen Genuss Vitamin-C-reicher Säfte können Sie die Eisenaufnahme aus fleischloser Nahrung steigern.

Kalium und Natrium steuern den Wasserhaushalt

Ein erwachsener Mensch besteht zu etwa 54 Prozent aus Wasser, doch nur die Hälfte davon ist Körperflüssigkeit. Die andere Hälfte wird in den Körperzellen gebunden, die ständig Wasser aufnehmen und wieder abgeben. Diesen für die Zellen lebenswichtigen Stoffwechselvorgang nennt man Osmose. Natrium bindet bei diesem Prozess Wasser, Kalium wirkt wasserausscheidend. Fehlt uns eines dieser Mineralien, gerät das Gleichgewicht ins Wanken. Die Folge ist, dass die Zellen entweder anschwellen und platzen oder austrocknen. Die gesundheitlichen Schäden, die auf lange Sicht entstehen können, sind erheblich. Nicht zuletzt kann sich ein aus den Fugen geratenes Wassergleichgewicht in einem Wasserbauch niederschlagen.

Natrium befindet sich in allen Lebensmitteln, die Kochsalz enthalten.

Knochen brauchen Kalzium und Phosphor

Das Verhältnis der Mineralien Kalzium und Phosphor spielt eine besonders wichtige Rolle für die Festigkeit unserer Knochen. Diese beiden Mineralien bilden nämlich das Hydroxylapatit, ein massives Kristallgitter, das Hauptbestandteil des Knochens ist. In denaturierten Nahrungsmitteln ist Kalzium gar nicht oder nur in geringen Mengen enthalten. Das Gleichgewicht der beiden Knochenbildner gerät aus den Fugen, und der Körper entzieht den Knochen Kalzium, um das Gleichgewicht im Blut wieder herzustellen. Die Knochen werden immer poröser.

Mit Kalziumtabletten tut man seinen Knochen allerdings nicht unbedingt etwas Gutes. Das meist in Form von Kalzium-Glukonat oder -Karbonat gebundene Mineral wird vom Darm nur zu etwa zehn Prozent aufgenommen. Sinnvoller sind Präparate, in denen das Kalzium beispielsweise an Laktat, das Salz der Milchsäure, gebunden ist. Noch weitaus effektiver ist die Aufnahme über die Ernährung, beispielsweise durch den Lapachotee. Kalziumreiche Nahrungsmittel sind außerdem Milch und alle Milchprodukte, Brokkoli, Grünkohl, Fenchel, Kräuter, Zitrusfrüchte und Mineralwasser.

Kinder, Heranwachsende und Frauen während der Schwangerschaft und Stillzeit haben einen erhöhten Bedarf an Kalzium.

Magnesium macht glücklich

Auch Magnesium ist eine wichtiges Mineral für den Knochenaufbau. Außerdem spielt es eine maßgebliche Rolle in unserem Immunsystem. Es aktiviert alle Reaktionen, an denen die Ener-

So bleiben Ihre Knochen fest

- Essen Sie kalziumreiche Nahrungsmittel: Jogurt, Quark, Brokkoli, Grünkohl, Fenchel oder Fisch.
- Vitamin D bzw. Kalziferol ist ebenfalls überaus wichtig für den Knochenstoffwechsel. Durch einen 20-minütigen Aufenthalt in der Sonne bzw. viel Tageslicht ist eine ausreichende Versorgung mit diesem Vitamin gesichert.
- Fluoride härten die Knochen. Sie sind in Fisch, Schalentieren und schwarzem Tee enthalten.
- Personen, die jeden Tag Sport treiben, sorgen für einen erhöhten Kalziumumsatz in den Knochen.

Ein Kalziummangel kann langfristig zu Osteoporose führen. Frauen sind von dieser Erkrankung besonders häufig betroffen.

Chronischer Alkoholmißbrauch und starker Durchfall können einen schweren Magnesiummangel hervorrufen.

gietransportform ATP beteiligt ist, und reguliert die Kontraktionen der Muskulatur. Aus diesem Grund kann ein Magnesiummangel zu Muskelzuckungen, Krämpfen und Herzrhythmusstörungen führen. Darüber hinaus macht Magnesium glücklich: Es bindet die Neurotransmitter an den Nerven- und Gehirnzellen, die für die Vermittlung entsprechender Glücksgefühle zuständig sind. Der Magnesiumanteil in unseren heutigen Lebensmitteln liegt etwa um 40 Prozent niedriger als vor einem Jahrhundert. Grund genug, um auf magnesiumreiche Nahrungsmittel wie Milchprodukte, Vollkorngetreide, Salat, Nüsse und Sprossen großen Wert zu legen und regelmäßig Lapachotee zu trinken.

Chrom – der Muntermacher

Das Spurenelement Chrom beugt vor allem niedrigen Blutzuckerwerten und Müdigkeit vor. Es trägt zu einem dichteren Netz an Insulinrezeptoren auf der Oberfläche der Körperzellen bei. Die Folge ist, dass mehr Insulin aus dem Blut aufgenommen werden kann und die Fettzellen ihren Inhalt freigeben. Tatsächlich wird Chrom zur Behandlung erhöhter Blutfettwerte verwendet. Eine ausreichende Versorgung mit diesem Spurenelement führt dazu, dass der Blutzuckerspiegel nicht mehr so stark schwankt. Mit stabileren Blutwerten fühlt man sich fit und munter.

Mangan für ein festes Bindegewebe

Mangan gehört ebenfalls zu den essenziellen Spurenelementen, das heißt, eine regelmäßige Zufuhr ist lebenswichtig. Es aktiviert die Enzyme bei der Bildung von Kollagen und speziellen Eiweißkomplexen. Diese fungieren als Stützsubstanzen in der Haut und im Bindegewebe. Mangan trägt also zu einer straffen Haut und einem festen Bindegewebe bei. Nicht zuletzt brauchen wir Mangan auch für unser Immunsystem und die regelmäßige Entgiftung unseres Körpers über die Leber. Ein Mangel kann auf Dauer zu Wachstumsstillstand, Osteoporose und Blutgerinnungsstörungen führen. Unser Tagesbedarf von etwa zwei bis drei Milligramm lässt sich mit Früchten, Spinat, Reis und Lapachotee decken.

Zink für das Wachstum

Zink benötigen wir für alle Prozesse des Wachstums, der Reifung und der Fortpflanzung. Unentbehrlich ist es außerdem für den Eiweißstoffwechsel und -aufbau. Durch seine Wechselbeziehung zu Kupfer spielt es eine wesentliche Rolle für die Sauerstoffversorgung unseres Organismus. Fehlt es unserem Körper an Zink, verschlechtern sich unser Geschmacks- und Geruchssinn, auf den Finger- und Fußnägeln werden weiße Flecken sichtbar. Bei manchen Menschen führt Zinkmangel zu frühzeitigem Haarausfall. Langfristig kann es zu Hautveränderungen, einer verzögerten Wundheilung, zu Appetitlosigkeit und einer geschwächten Körperabwehr kommen.

Rund 13 Milligramm des Spurenelements Zink decken den Tagesbedarf eines Erwachsenen.

Jod für die Schilddrüse

Die Schilddrüse benötigt Jod, um ihre Funktion erfüllen zu können. Dadurch bestimmt Jod das Tempo der Energiegewinnung aus der Nahrung, also des Energiestoffwechsels.

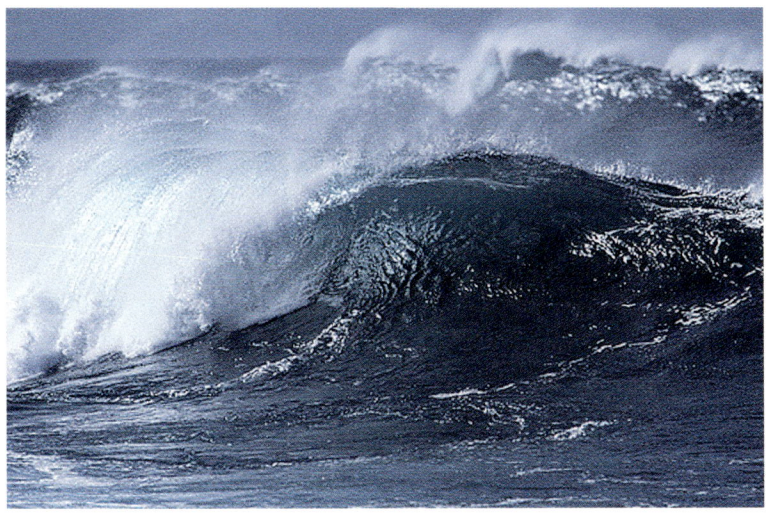

Menschen, die in Küstengegenden leben, nehmen sowohl mit dem Trinkwasser als auch über die salzhaltige Luft reichlich Jod auf.

Kobalt – ein wichtiger Baustein des Vitamins B12

Ein schwaches Gedächtnis kann mit einem Kobaltmangel zusammenhängen.

Kobalt gehört ebenfalls zu den Spurenelementen, die wir uns unbedingt laufend – wenn auch nur in kleinen Mengen – zuführen müssen. Es steuert bestimmte Enzymreaktionen und kommt als Zellatom im Vitamin B12 vor. Dieses Vitamin spielt in unserem Nervensystem eine zentrale Rolle: Ein Mangel beeinträchtigt die psychische Ausgeglichenheit, das Wachstum, die Blutbildung und die Konzentrationsfähigkeit.

Selen – ein prominenter Radikalefänger

Selen ist für viele Zellfunktionen und lebenswichtigen Vorgänge im Körper unentbehrlich. Es handelt sich bei diesem Spurenelement um ein Antioxidans; zusammen mit Beta-Karotin und Vitamin E schützt es den Körper vor der giftigen Wirkung freier Radikale. Selenmangel macht uns anfällig für verschiedene, teilweise schwere Krankheiten. Besonders bei der Behandlung von Krebs spielt Selen eine wichtige Rolle, da es die schädlichen Nebenwirkungen bestimmter Chemotherapeutika auf Herz und Nieren

Was sind freie Radikale?

Die Vitamine B und E sowie Beta-Karotin, Selen und Zink gelten als »Schutznährstoffe« gegen freie Radikale.

Freie Radikale sind Moleküle, in deren äußerem Ring ein Elektron fehlt, das sie durch eine aggressive chemische Reaktion aus anderen Molekülen »herausreißen«. Sie entstehen durch Stress, Mangelernährung, Umweltbelastungen und Fäulnis- bzw. Gärungsprozesse im geschädigten Darm. Vor allem aber gelangen sie durch Zigarettenrauch in unseren Körper. Freie Radikale greifen Nukleinsäuren, Proteine, Lipide und Kollagen an und können dadurch falsche Immunreaktionen auslösen.

Ein gesunder Organismus ist in der Lage, einen großen Teil der freien Radikale abzufangen. Wer jedoch bereits vorgeschädigt ist, kann sich kaum gegen ihre Aktivität wehren. Nehmen Sie daher regelmäßig Vitamin-C- und Vitamin-A-haltige Nahrung zu sich, die durch Schwarzkümmelöl-Kapseln oder Spirulina ergänzt werden kann.

mindert. In hohen Dosen verabreicht, soll es das Wachstum von Tumoren hemmen.

Selen ist auch an der Entgiftung von Schwermetallen wie Arsen, Kadmium, Nitrit, Thallium und Blei beteiligt. Interessant ist das für Menschen mit vielen Amalgamfüllungen, denn vor allem bei deren Entfernung benötigt der Körper größere Mengen Selen, um die Gifte auszuscheiden. Im Normalfall wird der Selenbedarf jedoch durch eine ausgewogene Ernährung mit Fisch, Getreide und Hülsenfrüchten gedeckt.

Lapachol und Veratrumsäure – Gegenstand der Forschung

Seine Bezeichnung enthielt das Lapachol von dem bedeutenden Lapachoforscher Teodoro Meyer. Er hielt dieses Chinon für den wichtigsten Inhaltsstoff des Lapacho und konzentrierte seine Bemühungen auf dessen Erforschung. Die Wirkung beschrieb er als »antibiotisch, keimtötend und Tumor hemmend«. Ähnliche Ergebnisse brachten Studien des National Cancer Institutes (NCI) und von Professor Tokuda von der Universität Kyoto, die den Wirkstoff vor allem in Tierversuchen testeten. Dabei wurde insbesondere die Anti-Tumor-Wirkung betont. So ergaben beispielsweise Versuche mit Labormäusen, dass sich bei einer Verabreichung von Lapachol das Wachstum von Hautkrebszellen innerhalb von elf Wochen halbierte. Dem widerspricht die Wissenschaftlerin Dr. Norma Ruíz, die in Argentinien – als Nachfolgerin Dr. Meyers – ebenfalls Tierversuche mit Lapachol durchführte. Sie kam in ihren Tests zu dem Ergebnis, dass hohe Dosen das Tumorwachstum sogar noch beschleunigten.

Teodoro Meyer führte die Heilwirkung des Lapacho auf den Inhaltsstoff Lapachol zurück.

Ist Lapachol giftig?

Die Forschung am Lapachol konzentrierte sich in der Vergangenheit immer wieder auf die Frage, ob der Stoff in höheren Dosen auch eine toxische Wirkung im menschlichen Organismus entfalten kann. Diese Frage betrifft jedoch den Teetrinker weniger als

Die Menge des in der Rinde enthaltenen Wirkstoffes Lapachol kann je nach Art des Lapachobaumes variieren.

den Wissenschaftler, der mit bedeutend größeren Mengen operiert. So stellte man fest, dass Lapachol bei der Einnahme von über 1500 Milligramm täglich die Gerinnungsfähigkeit des Blutes herabsetzt und zu Übelkeit und Erbrechen führt. Dr. J. B. Block, der Autor einer vom National Cancer Institute in Auftrag gegebenen Studie, konnte allerdings auch bei solch hohen Dosen keine toxische Wirkung auf die Leber und Niere – die beiden zuerst betroffenen Organe – feststellen.

Für diejenigen, die sich mit Lapacho etwas Gutes tun wollen, sind solche Überlegungen kaum von Belang. Eine derart hohe Menge können wir über den Tee nicht einmal theoretisch aufnehmen. Wir müssten dafür täglich mehrere Hundert Liter trinken.

Lapacho wirkt durch mehr als einen Inhaltsstoff

Die Gelehrtendispute über das Lapachol stellen sich aus naturheilkundlicher Sicht in einem ganz anderen Licht dar: Erstens enthält die Lapachorinde nur Spuren von Lapachol, die offen-

Forschungsergebnisse zum Inhaltsstoff Lapachol

Nur die Kombination aller Inhaltsstoffe macht Lapacho zu einem wertvollen Naturheilmittel.

■ Lapachol wirkt wie ein natürliches Antibiotikum. Es hat eine stark entzündungshemmende Wirkung.
Dr. Teodoro Meyer, Universität Tucumán, Argentinien

■ Lapachol hat eine Tumor hemmende Wirkung.
Dr. J. B. Block, National Cancer Institute, USA

■ Lapachol hemmt das Wachstum von Hautkrebszellen bei Mäusen.
Dr. S. Ueda und Dr. H. Tokuda, Universität Kyoto, Japan

■ Lapachol wirkt gegen verschiedene Grippeerreger, den Herpes-simplex-Virus (Typ 1 und 2) und einen Polioerreger. Außerdem beugt Lapachol Magen- und Zwölffingerdarm-Geschwüren vor.
Verschiedene brasilianische Forscher

■ Bereits geringe Lapachol-Konzentrationen regen das Immunsystem zu einer größeren Aktivität an.
Dr. B. Kreher, Universität München

sichtlich bereits stark antiviral und Tumor hemmend wirken, und zweitens sollte nicht die Wirkung eines einzelnen Inhaltsstoffes im Vordergrund stehen. Zu betrachten ist vielmehr die synergetische Wirkung, das heisst die Gesamtheit aller Substanzen, die oft in komplizierten Wechselwirkungen zueinander stehen.

Da jedoch diese Wechselwirkungen mit herkömmlichen Methoden kaum analysiert werden können, suchen die meisten Forscher fast verbissen nach der einen »Wundersubstanz«, die dann in der chemischen Medikamentenherstellung verwendet werden soll. Dies ist verständlich, denn nur von seiten der Pharmaindustrie sind in Zeiten, in denen sich der Staat zunehmend aus der Forschung zurückzieht, angemessene Forschungsbudgets zu erwarten.

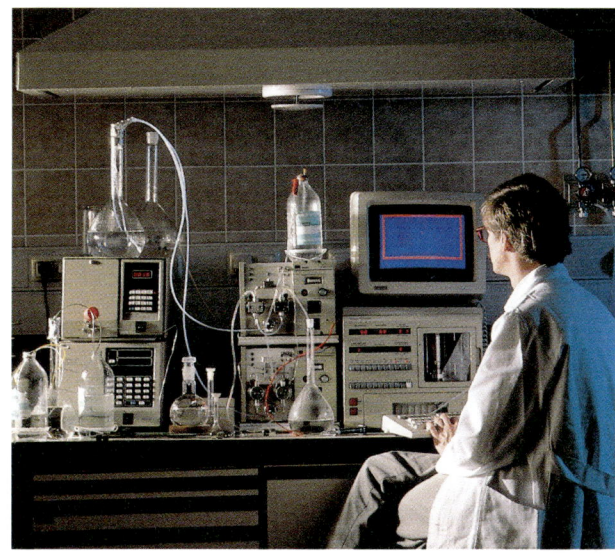

Die chemische Analyse der Lapachorinde beweist eine ungeheure Vielzahl an wertvollen Inhaltsstoffen.

Veratrumsäure und Veratrumaldehyd

Veratrumsäure und Veratrumaldehyd sind zwei Inhaltsstoffe, deren prominente Bedeutung im Laufe der Forschungstätigkeit des Lehrstuhls für Pharmazeutische Biologie an der Universität München klar geworden ist. Veratrumsäure entsteht beim Abbau des Lignins im Holz, das wiederum für dessen Stabilität verantwortlich ist. Sie wird den Benzoesäuren zugeordnet, die man als Konservierungsstoff für Lebensmittel kennt.

Die Münchner Wissenschaftler fanden heraus, dass sowohl Säure als auch Aldehyd die Bildung von Lymphozyten (siehe ab Seite 38) um 27,3 Prozent verstärken. Darüber hinaus wird die Aktivität der Granulozyten angeregt, die kranke Zellen fressen. Aus diesen Gründen zählen sie zu den wichtigsten Immunstimulanzien im Lapachotee.

Je länger die Forschungstätigkeit an der Lapachorinde andauert, desto mehr wirksame Substanzen werden darin entdeckt.

Die chemische Analyse der Lapachorinde

Hundert Gramm Lapachorinde enthalten folgende Inhaltsstoffe (in Gramm):

Kalzium	8,3	Natrium	0,0003
Magnesium	0,0006	Eiweiße	0,185
Kalium	0,58	Kohlenhydrate	0,261
Phosphor	0,0006	Ballaststoffe	0,015
Mangan	0,08	Riboflavin	9,6
Chrom	0,0007	Vitamin C	0,7
Eisen	0,5	Thiamin	Spuren
Jod	0,004	Provitamin A	0,0004
Zink	0,018	Sodium	0,0084
Kupfer	0,0003	Pottasche	0,012
Kobalt	0,0009	Lapachol	Spuren
Selen	Spuren	Blei	Spuren

Sekundäre Pflanzenstoffe in der Lapachorinde

Jede Pflanze verfügt über eine Reihe von Schutzstoffen, die sie vor Pilzbefall, Parasiten, Sonneneinstrahlung und Krankheiten schützen. Diese Substanzen stellen das Immunsystem der Pflanzen dar. Im Gegensatz zu den primären Pflanzenstoffen – Eiweiße, Kohlenhydrate und Fette – handelt es sich bei den sekundären Pflanzenstoffen um meist sehr komplexe chemische Verbindungen.

Für die Heilwirkung der Pflanzen haben sekundäre Pflanzenstoffe eine weitaus größere Bedeutung als ursprünglich angenommen.

Erst in den letzten Jahren hat die Wissenschaft erkannt, dass diese Stoffe ihre Wirkung auch im menschlichen Organismus entfalten können. Aufmerksam auf die sekundären Pflanzenstoffe ist die medizinische Forschung besonders bei der Arbeit an Enzymen geworden: Man fand heraus, dass Bioflavonoide die Aktivität von bestimmten Enzymen stärken, die das Wachstum von Krebszellen hemmen. Ebenfalls als Tumor hemmend stellten sich weitere sekundäre Pflanzenstoffe wie Saponine und Katechine heraus. Die im Lapachotee enthaltenen Vertreter dieser Gruppe unterstützen besonders die Wirkung des Lapachols: Sie erweisen sich in dieser Kombination als entzündungshemmend, antitumoral und antibiotisch; sie regulieren den Blutdruck und den Cholesterinspiegel und unterstützen die Verdauung.

Saponine senken den Cholesterinspiegel

Saponine – Seifenstoffe (von lateinisch »sapo« = Seife) – gehören zu einer ganzen Bandbreite von Substanzen, die in den meisten Pflanzen enthalten sind. Einige davon – auch die der Lapachorinde – weisen eine Heilwirkung auf. Zum einen können sie den Organismus wirksam bei der Bekämpfung von Pilzinfektionen unterstützen, zum anderen machen bestimmte Saponine Tumorzellen in der Lunge und im Blut unschädlich. An diesem Thema wird die Forschung noch weiter arbeiten.

Saponine unterstützen den Organismus bei der Pilzbekämpfung.

Ein wichtiger Ansatzpunkt für weitere Untersuchungen scheint die Fähigkeit der Saponine zu sein, den Cholesterinspiegel im Blut zu senken. Man fand heraus, dass in den Membranen der Krebszellen mehr cholesterinähnliche Bausteine als in denen gesunder Zellen enthalten sind. Saponine können diese Bausteine offensichtlich binden und an der Vermehrung hindern. Als wissenschaftlich gesichert gilt, dass Saponine im Dünndarm für die Aufnahme anderer heilkräftiger Substanzen »den Boden bereiten«.

Gerbstoffe (Tannine) für die Wundheilung

Tannine sind Polyphenole, die in den meisten Pflanzen vorkommen. Typische Tanninlieferanten unter unseren Nahrungsmitteln sind Früchte wie etwa die Grapefruit sowie Schokolade und Gemüse. Auch die rostrote Färbung des Herbstlaubs ist auf diese Stoffgruppe zurückzuführen.

Gerbstoffe entziehen dem Darm Wasser und helfen daher bei Durchfall.

In der Lapachorinde sind ebenfalls Tannine enthalten, die eine adstringierende Wirkung auf die Haut haben, das heißt, sie ziehen das Gewebe zusammen und drosseln die dortige Durchblutung. Diesen Effekt kennen Weintrinker besonders gut: Spült man

Die in der Lapachorinde enthaltene Menge an Tanninen ist nur gering, hat also keinerlei schädigende Wirkung für den menschlichen Körper.

den Rebensaft etwas im Mund, zieht sich durch die darin enthaltenen Gerbstoffe die Mundschleimhaut zusammen.

Tannine wurden im Zweiten Weltkrieg häufig zur Heilung von Brandwunden eingesetzt. Allerdings ist hierfür eine sehr hohe Dosis nötig, die zu Schädigungen der Leber führen kann. Aber keine Angst: Teetrinker haben keine Nebenwirkungen zu befürchten, da in der Lapachorinde nur geringe Mengen enthalten sind.

Den Tanninen wird zu einem Teil die positive Wirkung des Tees auf Haut und Schleimhäute zugeschrieben. Gerade bei Magengeschwüren, Entzündungen im Magen-Darm-Trakt, aber auch bei Hautproblemen aller Art entfalten sie ihre lindernde Wirkung. Wichtig ist hierbei die Tatsache, dass sie auf verschiedene Mikroorganismen toxisch wirken. So werden beispielsweise Bakterien wie verschiedene Streptokokken, die über die Nahrung in unseren Körper gelangen und zu Durchfällen führen, von den Tanninen unschädlich gemacht.

Xyloidin gegen den Candidapilz

Die Wirkung des Lapachotees bei Candida-Infektionen ist heute unbestritten. Selbst Schulmediziner raten ihren Candida-Patienten zu einer Lapachokur, um den Pilz zu vertreiben. Als Haupt-

Von der Heilpflanze zur Giftpflanze

In den letzten Jahren sind altbewährte Heilpflanzen immer wieder in Verruf geraten, weil in ihnen bestimmte Mengen giftiger bzw. krebserregender Substanzen festgestellt wurden.

Auch »prominente« Vertreter unter den Heilkräutern wie der Sonnenhut oder Beinwell, aber auch das Johanniskraut sind davon betroffen.

Bei einer genaueren Überprüfung stellt sich aber in den meisten Fällen zum einen heraus, dass bei naturheilkundlichen Anwendungen die kritischen Dosen praktisch gar nicht zugeführt werden können, und zum anderen machen bisher noch nicht erforschte Synergieeffekte mit anderen Wirkstoffen die Gifte wieder unschädlich.

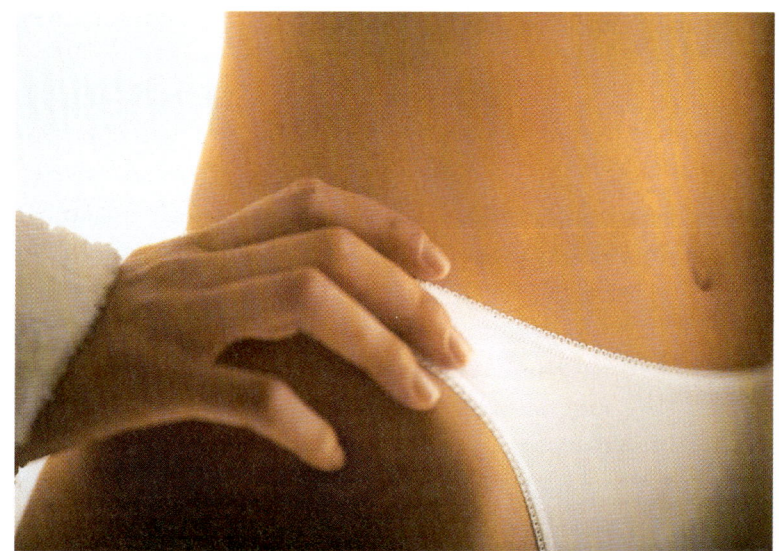

Der Candidapilz sitzt in der Regel im Darm und kann Beschwerden wie Allergien, Migräne, Depressionen oder Rückenschmerzen verursachen.

wirkstoff im Kampf gegen den Pilz wurde die organische Verbindung Xyloidin entdeckt, die in erster Linie pilztötend wirkt und dazu antibakterielle und antivirale Eigenschaften haben soll. Auch dem bereits erwähnten Lapachol wird eine antimykotische Wirkung zugesprochen. Wahrscheinlich also ist die besondere Wirksamkeit des Lapachoabsuds bei Pilzinfektionen auf das Zusammenwirken dieser beiden Inhaltsstoffe zurückzuführen.

Weitere sekundäre Pflanzenstoffe in der Lapachorinde

Die Liste weiterer sekundärer Pflanzenstoffe, die in der Lapachorinde nachweisbar sind, ist so lang, dass hier nur einige prominente Vertreter aufgeführt werden:

- Katechine werden als Tumor hemmend angesehen. Sie wirken antiviral und blutdruckausgleichend.
- Querzitin gehört zu den zahlreichen Antioxidanzien unter den sekundären Pflanzenstoffen.
- Vanillin und Vanillinsäure sorgen für das angenehme Aroma und den milden Geschmack des Tees. Würden diese Inhaltsstoffe fehlen, wäre er wegen seines Gerbstoffgehalts sehr bitter.

Der Inhaltsstoff Vanillin verleiht Lapachotee neben seinem angenehmen Geschmack auch den aromatischen Duft.

Mit Lapachotee Immun-system und Darm stärken

Viele Forscher sehen die anregende Wirkung des Lapachotees auf die immunaktiven Zellen und den Darm als eine Grundvoraussetzung für seine Heilwirkung. Dass der Darm eine zentrale Bedeutung für einen gesunden Stoffwechsel hat und das Immunsystem uns vor schweren Krankheiten schützt, ist inzwischen allgemein bekannt.

In diesem Kapitel erfahren Sie, wie das Immunsystem arbeitet und wie Sie es mit einer Lapacho-Immun-Kur wirksam unterstützen können.

Eine gesunde und ausgewogene Ernährung trägt wesentlich zu einem intakten Immunsystem bei.

So funktioniert unser Immunsystem

Durch unsere Körperöffnungen, vor allem Hals, Nase und Ohren, dringen laufend Bakterien, Viren und Pilze in unseren Körper ein, wo sie sich parasitenartig vermehren. Mediziner staunen immer wieder über die extreme Anpassungsfähigkeit, mit der sie auf Veränderungen ihres Nährbodens reagieren. Die Klagen über eine steigende Resistenz vieler Bakterienstämme gegen Antibiotika werden immer lauter. Gerade bei Verletzungen oder nach schweren Unfällen kann dies lebensgefährlich werden, da dann die Krankheitserreger durch offene Wunden völlig ungehindert in unseren Organismus eindringen können.

Diese Anpassungsfähigkeit der Viren ist es auch, die der Forschung die Suche nach einem Impfstoff gegen das AIDS-Virus so schwer macht: Kaum hat der Organismus Antikörper gebildet, verändern die Viren ihre Struktur, und man ist ihnen erneut schutzlos ausgeliefert. Zwar wird selbstverständlich niemand behaupten, dass es sich bei Lapachotee um ein Therapeutikum ge-

Es gibt eine Reihe von Faktoren, die unser Immunsystem schwächen: Stress und Schadstoffe aus der Umwelt stehen dabei an erster Stelle.

gen AIDS handelt, doch gibt es in den USA Erfahrungsberichte von AIDS-Kranken, deren Symptome sich nach der Einnahme von Lapachotee gebessert haben.

Am Beispiel AIDS wird deutlich, was geschieht, wenn das Immunsystem kollabiert: Man ist den Krankheitserregern schutzlos ausgesetzt und stirbt binnen kurzer Zeit an einer Infektionskrankheit.

Das Immunsystem ist unsere Verteidigungsarmee. Es besteht aus Millionen von Zellen, die in unserem Blut und in der Lymphflüssigkeit schwimmen. Jede dieser Zellen hat ein besonderes Spezialgebiet, für das sie exklusiv zuständig ist.

Die Komponenten des Immunsystems

Die bekannteste Abwehrtruppe des Immunsystems sind die Zellen des Blutes. Die roten Blutkörperchen (Erythrozyten) sind dafür zuständig, den Sauerstoff zur Energiegewinnung in alle Körpergewebe zu transportieren. Dadurch sorgen sie für die Regeneration der Körperzellen. Die Aufgabe der weißen Blutkörperchen (Leukozyten) ist es, Infektionserreger zu inaktivieren. Unter dem Überbegriff Leukozyten werden wiederum verschiedene Zellen vereint, die sich auf ganz bestimmte Abwehraufgaben spezialisiert haben. Das Ganze lässt sich tatsächlich mit einer Armee vergleichen, in der jede Truppe ihre eigene Aufgabe hat. So

Bei Infektionen kommt es häufig zu einem Anschwellen der Lymphknoten. Diese Schwellungen lassen sich am Hals, in der Leiste oder in den Achseln leicht ertasten.

Die »Kasernen« des Immunsystems

Nur etwa zehn Prozent der Abwehrzellen schwimmen ständig im Blut und sind für die Routineaufgaben zuständig. Der Rest befindet sich in verschiedenen Organen, aus denen sie im Bedarfsfall ausrücken. Diese Organe sind:

- Lymphgewebe des Darms
- Knochenmark
- Milz
- Thymusdrüse
- Lymphknoten
- Mandeln
- Blinddarm

spricht man beispielsweise von »Spezialabwehrzellen«, von »Killerzellen« (Makrophagen), von der »Waffenschmiede« (die aus den B-Zellen besteht), von den »Soldaten« (Helferzellen) und dem »Generalstab« (T-Zellen).

Neben diesen Zellen sind auch die kleinen Eiweißkörper (Immunglobuline) für einen Teil der Abwehr zuständig. Sie kennzeichnen manche Krankheitserreger, damit diese von den Killerzellen erkannt und bekämpft werden können. Verschiedene Eindringlinge werden sogar direkt von den Immunglobulinen angegriffen und unschädlich gemacht.

Die Funktion der Lymphozyten

Das lymphatische System produziert im gesunden Organismus rund 35 Milliarden Lymphozyten pro Tag. Im Krankheitsfall erhöht sich die Anzahl um das 16-fache.

Die wichtigsten Vertreter der Körperabwehr im Blut sind die Lymphozyten. Ihre Aufgaben lassen sich in zwei Gebiete einteilen: Auf der einen Seite bilden sie Antikörper, die mit einem Gedächtnis ausgestattet sind, das beim erneuten Auftreten eines Krankheitserregers reagieren kann. Auf der anderen Seite bilden Lymphozyten spezielle Abwehrzellen. Diese agieren in verschiedenen Zellsystemen, die voneinander abhängig sind und deren Zusammenwirken die Voraussetzung für eine funktionierende Abwehr ist:

- Die B-Lymphozyten bilden Abwehrkörper aus Eiweißen und archivieren diese zu einem gewissen Teil (»Gedächtnis«). Ihr Anteil im Blut liegt zwischen 10 und 20 Prozent.
- Die T-Lymphozyten sind spezialisierte Abwehrzellen, die direkt gegen die Krankheitserreger vorgehen. Man unterteilt sie in verschiedene Untergruppen: Suppressorzellen, Helferzellen, NK-Zellen (Natürliche Killerzellen), Makrophagen und Granulozyten.

Milz und Mandeln sind zwar keine lebenswichtigen Organe, spielen aber bei der Immunabwehr eine wichtige Rolle.

Die meisten T-Lymphozyten (ca. 65 Prozent) sind so genannte Helferzellen. Ihre Aufgabe ist es, die von Viren befallenen Körperzellen zu zerstören, damit diese sich nicht weiter vermehren können. Außerdem aktivieren sie ihre »Kollegen«, die Killerzellen und regen die B-Lymphozyten dazu an, Antikörper zu bilden. Die Suppressorzellen wiederum kontrollieren die Menge der Helferzellen. Es sollten immer genau so viele Helferzellen im Blut schwimmen, wie für die Kontrolle der gerade vorhandenen Eindringlinge erforderlich sind.

So läuft die Immunantwort ab

Die immunologische Reaktion läuft nach folgendem Schema ab: Dringt ein Fremdkörper in den Organismus ein, nehmen zunächst die B-Lymphozyten Kontakt mit ihm auf. Das geschieht meist schon an den Körperöffnungen, beispielsweise im Mund. Die B-Zellen bilden Antikörper, die den Fremdkörper kennzeichnen, also »zum Abschuss freigeben«. Zusätzlich greifen sie den Erreger direkt an und schützen den Körper so bereits in einem frühen Stadium vor Infektionen. Schließlich verfügen sie über eine so genannte Memoryzelle (Gedächtniszelle), die den Bauplan des Eindringlings über Jahre hinweg speichert, so dass bei einem späteren Angriff die Immunantwort noch schneller erfolgen kann: Die Zellen erkennen den alten Feind wieder und vermehren sich rapide, um eine sofortige Abwehrreaktion zu bewirken.

Dieser Prozess wird übrigens auch bei der Impfung genutzt: Kleine Mengen Antigene werden in den Körper eingeschleust, damit die B-Lymphozyten mit der Bildung entsprechender Memoryzellen reagieren. Da diese Zellen sehr langlebig sind, können sie den Körper anschließend über viele Jahre hinweg schützen.

Während ein Teil des Immunsystems bereits von Geburt an funktioniert, muss ein anderer Teil erst aufgebaut werden. Dies ist nur durch den Kontakt mit Fremdstoffen möglich.

In einem intakten Immunsystem bekämpfen die Blutzellen krankmachende Eindringlinge wie Bakterien, Viren oder Pilze erfolgreich.

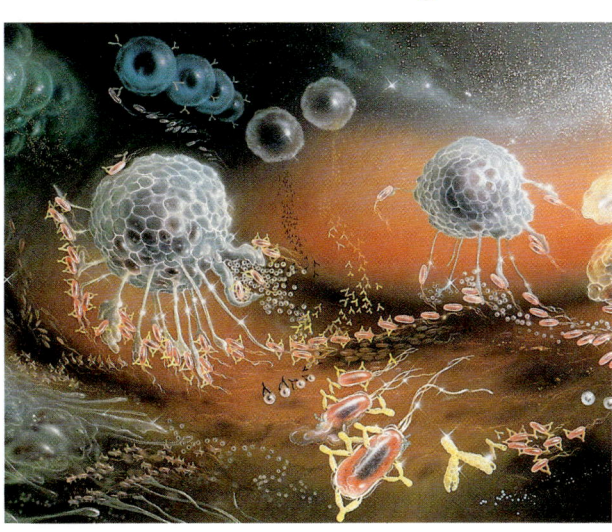

Die Stunde der T-Zellen

Einige Viren, Bakterien oder Pilze dringen trotz dieser Abwehr weiter in den Körper vor. Nun schalten sich die T-Lymphozyten in den Prozess ein. Die Eindringlinge ziehen regelrecht eine Armee

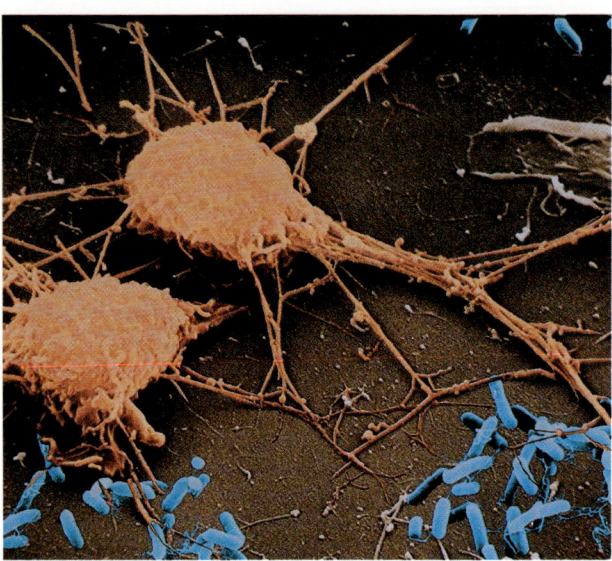

Eindringlinge, die vom Immunsystem nicht rechtzeitig abgewehrt werden konnten, werden dann von so genannten Makrophagen zerstört.

von Killerzellen und Makrophagen an, die Kontakt mit dem Fremdkörper aufnehmen. Dazu docken die Immunzellen an den Rezeptoren der Schädlinge an, von denen es mehrere Hundert gibt. Die Killerzellen greifen kompromisslos an, um den Eindringling zu zerstören. Die Makrophagen erkennen die Erreger, an die sich bereits B-Lymphozyten geheftet haben, und »schlucken« diesen Komplex im wahrsten Sinne des Wortes. Danach wird dieser so genannte Immunkomplex chemisch aufgelöst. Makrophagen sind auch fähig, infizierte Körperzellen oder Tumorzellen zu fressen.

Die Heilwirkung des Fiebers

Gleichzeitig sorgt das Immunsystem für eine erhöhte Körpertemperatur. Dies hat zur Folge, dass die Bildung neuer Abwehrzellen beschleunigt wird. Zusätzlich werden vom Körper vermehrt Giftstoffe ausgeschieden. Bekämpfen Sie also Fieber nicht, solange es sich in gewissen Grenzen hält. Die erhöhte Körpertemperatur ist ein Zeichen für eine gut funktionierende Abwehr! Wenn der Organismus erkannt hat, dass die Eindringlinge unschädlich gemacht worden sind, werden die Suppressorzellen aktiv. Ihre Aufgabe ist es, die Anzahl der Helferzellen wieder auf ein normales Maß zu reduzieren, damit diese nicht »im Übereifer« körpereigene Zellen angreifen.

Die T-Lymphozyten reifen in der Thymusdrüse heran, die im menschlichen Körper hinter dem Brustbein sitzt.

Wenn das Immunsystem gestört ist

Bei einem intakten Immunsystem herrscht ein Gleichgewicht zwischen allen beteiligten Kräften. Ist dieses Gleichgewicht gestört, werden wir krank.

Die Immunschwäche

Im Fall einer Immunschwäche ist unsere körpereigene Abwehrtruppe den Eindringlingen nicht gewachsen. Bakterien, Pilze und Viren können sich durchsetzen und vermehren. Ihre Übermacht ermöglicht es ihnen, körpereigene, bisher gesunde Zellen anzugreifen und zu schädigen. Wenn zu wenig Killerzellen in unserem Körper kreisen, kann es zu folgenden Beschwerden und Erkrankungen kommen:

- Infektionskrankheiten wie etwa Erkältungen, Neben- oder Stirnhöhlenentzündungen oder Bronchitis treten in immer kürzeren Abständen auf.
- Es kommt zu »unerklärlichen« Erkrankungen des Magen-Darm-Traktes, zum Beispiel zu chronischem Durchfall.
- Hauterkrankungen (z. B. Ausschläge), Virusinfektionen, Herpes treten auf.

Die oben beschriebene Situation kann aber auch entstehen, wenn der Organismus über zu viele Suppressorzellen verfügt. Dies hat zur Folge, dass eine angemessene Reaktion der Helferzellen auf die Eindringlinge verhindert wird und so die Immunantwort zu sanft ausfällt.

Die autoaggressive Immunreaktion

Im Fall einer autoaggressiven Immunantwort verfügt der Körper dagegen über zu wenig Suppressorzellen. Der Organismus wird nun zu einer Art Polizeistaat: Helfer- und Killerzellen nehmen überhand. Sie beginnen, Körperzellen anzugreifen, die sie eigentlich schützen sollten. Dies wird in der Medizin als überschießende bzw. autoaggressive Immunreaktion bezeichnet. Die Folgen können ähnlich schwerwiegend sein wie im umgekehrt gelagerten Fall:

Allergien, etwa auf Hausstaub, Pollen oder bestimmte Nahrungsmittel, sind auf eine überschießende Reaktion des Immunsystems zurückzuführen.

- Rheumatische Beschwerden
- Nierenerkrankungen
- Leberzirrhose
- Allergien
- Diabetes
- Nervenerkrankungen
- Morbus Bechterew
- Multiple Sklerose
- Gefäßentzündungen
- Lungenfibrose

Ein intaktes Immunsystem ist lebenswichtig

Eine vernünftige Ess- und Lebensweise kann wesentlich dazu beitragen, das Immunsystem in seinen Aufgaben zu unterstützen.

Bei einer allgemeinen Immunschwäche können schon wenige, von Eindringlingen bösartig veränderte Zellen schwerwiegende Folgen haben: Sie vermehren sich ungehindert und führen im schlimmsten Fall zu einem bösartigen Tumor – Krebs.

Umso wichtiger ist es, dass wir den Schutz und die Pflege unseres Immunsystems ernst nehmen. Denn es ist letztlich der Garant dafür, dass wir auf Dauer von schweren chronischen Krankheiten verschont bleiben.

Was tun bei Abwehrschwäche?

In den sechziger Jahren waren viele Mediziner davon überzeugt, dass Infektionskrankheiten und Seuchen in einer nicht allzu fernen Zukunft der Vergangenheit angehören würden. Man glaubte blind an den Fortschritt – und wurde kaum 20 Jahre später eines besseren belehrt. So weiß man heute, dass in allen modernen Industriestaaten die Infektanfälligkeit zugenomen hat. Es gibt eine immer größere Neigung zu Allergien, die Krebsrate steigt, vor allem bei Brust-, Haut- und Lymphdrüsenkrebs. Neue Viruserkrankungen wie AIDS oder Ebola stellen die medizinische Forschung vor schwierige Aufgaben.

Unvernünftige Ess- und Lebensgewohnheiten etwa auf Grund von beruflichem Stress können wesentlich zu einer Schwächung des Immunssystems beitragen.

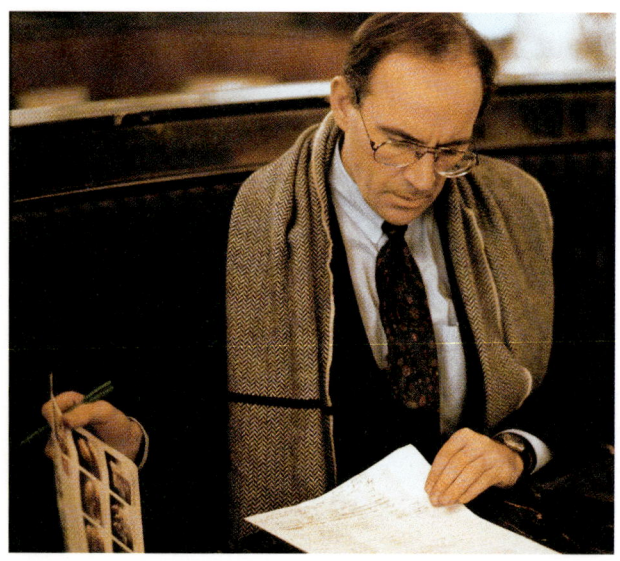

Hintergrund dieser Entwicklung ist eindeutig die herabgesetzte Körperabwehr des »Zivilisationsmenschen«, die zum großen Teil auf negativen Stress, falsche Essgewohnheiten sowie auf andere Umweltbelastungen zurückzuführen ist.

Der krankmachende Stress

Viele Menschen leiden unter einer ständigen Überbelastung durch Stress. Die Mechanismen in unserem Organismus sind grundsätzlich noch immer so angelegt wie bei unseren frühesten Vorfahren, nämlich dass der Körper bei Stress die Voraussetzungen für eine höhere körperliche Leistung schafft (z. B. durch Hormonausschüttung), um sich durch Kampf oder Flucht aus bedrohlichen Situationen zu retten. In unserer heutigen Gesellschaft bleibt diese Reaktion jedoch aus. Zusätzlich wird bei einer bewegungsarmen Lebensweise das Immunsystem auf Sparbetrieb gehalten, denn unser Organismus interpretiert Ruhephasen als Zeiten geringer Gefahr.

Stress umfasst aber weit mehr als unsere alltägliche Hetze, den Kampf um den Arbeitsplatz, die psychische Belastung durch zu viel Arbeit und die atemberaubende Schnelligkeit unseres modernen Lebens. Wir belasten unseren Körper zusätzlich durch minderwertige Ernährung, durch Genussgifte, Medikamente und Schadstoffe, die wir aus der Umwelt aufnehmen. Wenn das Gleichgewicht unserer Umwelt gestört ist, wenn wir innerlich voller Unruhe sind und laufend unter psychischen Belastungen leiden, müssen wir uns nicht wundern, wenn sich unser Körper an dieses Bild anpasst.

Naturheilkundliche Maßnahmen helfen, negativem Stress entgegenzuwirken. Bewährt sind Entspannungstechniken wie Autogenes Training, Yoga oder Muskelentspannung nach Jacobson.

Lapacho – Power fürs Immunsystem

Schon Teodoro Meyer, einer der Pioniere der Lapachoforschung führte die Heilwirkung der Rinde zu einem Teil auf ihre immunstimulierenden Kräfte zurück: »Was die allgemeine Wirkung von Lapacho betrifft, so ist zu beobachten, dass er dem Körper zu einer defensiven Haltung verhilft. Er gibt ihm die notwendige Energie, um sich zu verteidigen und der Krankheit zu widerstehen.« In seinen Anweisungen für die Behandlung schwerer Krankheiten weist er darauf hin, dass Lapacho auch nach Abklingen der Symptome beständig weiter verabreicht werden muss, da sonst ein Rückfall zu befürchten sei.

Diese Darreichungsweise zeichnet alle Immunstimulanzien aus, wie Professor Hildebert Wagner vom Institut für Pharmazeutische Biologie an der Universität München betont. Die entsprechenden Inhaltsstoffe, so Wagner, wirken in unspezifischer Wei-

Lapacho sollte auch dann noch regelmäßig getrunken werden, wenn die Krankheitssymptome abgeklungen sind.

Checkup:
Muss ich etwas für mein Immunsystem tun?

Überprüfen Sie anhand dieser Checkliste, ob Sie etwas für Ihr Immunsystem tun sollten. Haben Sie mehrere Fragen mit »ja« beantwortet, können Sie Ihr Wohlbefinden mit der Lapacho-Immun-Kur (siehe Seite 54) rasch wieder steigern.

Schlafstörungen, Konzentrationsmangel und Gereiztheit können Indikatoren für negativen Stress sein.

	Ja	Nein
■ Ich habe pro Jahr mehr als drei Erkältungen	☐	☐
■ Ich leide häufig unter Verstopfung/Durchfall	☐	☐
■ Meine Verdauung würde ich als sehr unregelmäßig beurteilen	☐	☐
■ Ich habe chronische Nebenhöhlenentzündung	☐	☐
■ Ich leide unter wiederkehrenden Hautausschlägen, die oft von einem quälenden Juckreiz begleitet sind	☐	☐
■ Es kommt öfter vor, dass ich mich – scheinbar grundlos – schlapp und abgespannt fühle	☐	☐
■ Früher habe ich in meiner Lieblingssportart weitaus bessere Leistungen erzielt	☐	☐
■ Ich habe immer wieder Durchblutungsstörungen	☐	☐
■ Ich leide unter Fußpilz/Nagelpilz	☐	☐
■ Es kommt bei mir häufiger zu Potenzstörungen	☐	☐
■ Ich bin oft ziemlich blass	☐	☐

se. Obwohl sie also das Immunsystem anregen, ist ihre Wirkung nicht mit der einer Impfung zu vergleichen. »Die pharmakologische Wirksamkeit von Immunstimulanzien nimmt relativ schnell ab«. Daher ist eine lang andauernde Einnahme notwendig. Im Hinblick auf Lapachotee konnte Wagner in seinen Forschungen feststellen, dass durch die Einnahme vor allem die Aktivität der Makrophagen gestärkt wird, die von Erregern befallene Zellen ummanteln und auflösen.

Auch nach einer vermeintlichen Heilung muss weiterhin Lapachotee verabreicht werden.

Chinone stimulieren das Immunsystem

Natürlich machte man sich bei den in München durchgeführten Forschungen auf die Suche nach der Substanz, die für die immunstimulierende Wirkung des Lapacho verantwortlich ist. Neben den klassischen Immunstärkern, Katechinen, Tanninen und Saponinen, fand man auch Chinone sowie Veratrumsäure und -aldehyd (siehe Seite 31), auf die sich das Hauptaugenmerk der weiteren Untersuchungen richten sollte.

Chinone übernehmen den Transport von Elektronen für die Zellatmung. Schon in früheren Forschungen wurden sie als Hauptwirkstoff der Rinde identifiziert. Allerdings hatte man sich bei diesen Untersuchungen auf relativ hohe Dosen konzentriert. Am Institut von Professor Wagner fand man nun heraus, dass es gerade kleine Mengen waren, die eine besonders immunstimulierende Wirkung ausübten. Damit erklärte sich auch die Wirksamkeit des Tees: Während nämlich im Kernholz des Lapachobaumes ein relativ hoher Gehalt von etwa 3,6 Prozent Lapachol festzustellen ist, befinden sich in der Rinde, die zur Gewinnung des Tees dient, nur geringe Spuren.

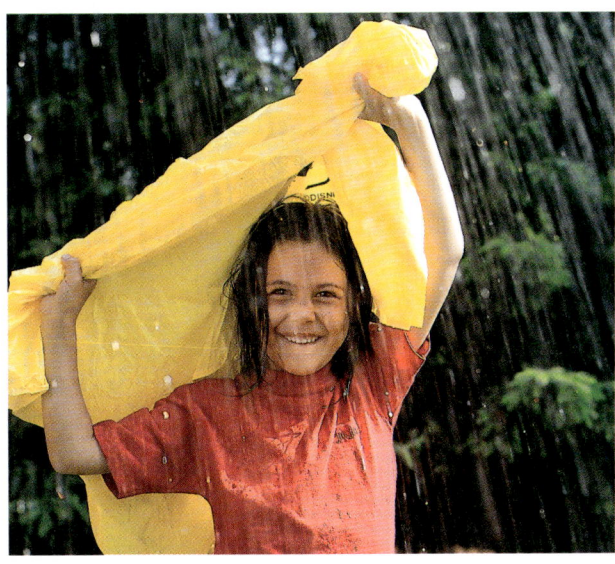

Gesunde Kinder mit einem stabilen Immunsystem dürfen ruhig einmal nass werden, ohne sich dabei gleich zu erkälten.

Der Darm als Teil des Immunsystems

Nicht alle Anhänger des Lapachotees führen die immunstimulierende Wirkung allein auf seine Fähigkeit zurück, die Immunzellen zu aktivieren. Schließlich stützt sich das Immunsystem auf einen gesunden Darm, dessen Milieu durch den Tee deutlich verbessert werden kann.

Die Naturheilkunde geht davon aus, dass sich 70 bis 80 Prozent

Sorgen Sie für ausreichend Bewegung – am besten an der frischen Luft. Mindestens eine halbe Stunde täglich sollte für eine Sportart oder Gymnastik reserviert sein.

So feuern Sie Ihr Immunsystem an

Grundsätzlich gibt es drei verschiedene Ansatzpunkte zur Stärkung des Immunsystems: die richtige Ernährung, ein vernünftiger Ausgleich zwischen geistiger und körperlicher Belastung und Entspannung sowie das Lebensumfeld. Sinnvoll ist ein Lebensstil, der alle Aspekte berücksichtigt. Hier einige Tipps:

- Führen Sie eine Lapacho-Darm-Kur durch.
- Achten Sie auf eine Ernährung, die reich an Vitaminen, Mineralien und Ballaststoffen ist.
- Verwenden Sie in der Küche vorzugsweise kaltgepresstes Olivenöl.
- Trinken Sie regelmäßig frisch gepresste Fruchtsäfte, egal in welcher Mischung.
- Beachten Sie: Je weniger ein Nahrungsmittel behandelt wurde, desto mehr Vitalstoffe sind darin erhalten.
- Meiden Sie minderwertige Nahrungsmittel, besonders Zucker und Weißmehl.
- Mäßigen Sie Ihren Konsum von Genussmitteln.
- Erlernen Sie eine Entspannungstechnik (z. B. Autogenes Training oder progressive Muskelentspannung nach Jacobson), um den Körper vom Stress zu entlasten.
- Trinken Sie täglich einen Liter Lapachotee.
- Täglich zwei Kapseln eines Schwarzkümmel- oder Nachtkerzenölpräparats stimulieren das Immunsystem.
- Prüfen Sie nach, ob beim Bau Ihres Hauses toxische Baumaterialien wie Asbest, Formaldehyd oder Allergene verwendet wurden.

des menschlichen Immunsystems im Darm befinden. Schon vor knapp 300 Jahren beschrieb der Schweizer Anatom Conrad Peyer kleine Lymphfollikel – die »Peyerschen Plaques« – im Dünndarm, die für die Immunität des Verdauungstraktes zuständig seien. Seine Erkenntnisse wurden von späteren Forschern im Großen und Ganzen bestätigt. Vor einigen Jahren entdeckte man weitere Zellen, die für die Produktion von Antikörpern sorgen und die im Darm hauptsächlich zum Schutz der Schleimhaut dienen: die so genannten IgA-Globuline.

Ballaststoffe bringen den Darm in Schwung. Sie sind vor allem in den Randschichten von Getreide sowie in Hülsenfrüchten, Obst und Kartoffeln enthalten.

Der Darm ist keine Müllkippe

Idealerweise sollte unsere Darmflora aus 85 Prozent Laktosebakterien und 15 Prozent Kolibakterien bestehen. Durch eine zuckerreiche und ballaststoffarme Ernährung hat sich dieses Verhältnis allerdings bei den meisten Menschen umgekehrt. Die Folge: Ein großer Teil der Nahrung wird nicht mehr zur Nährstoffausbeute verwendet, sondern einem Fäulnisprozess zugeführt, bei dem giftige Gase und Schlacken entstehen, die den Darm weiter schädigen. Schnell geraten wir also in einen regelrechten Teufelskreis. Lapachotee ist hinsichtlich seiner Heilwirkung auf die Darmflora bisher wenig erforscht. Seine Wirksamkeit gegen schädliche Darmpilze und -bakterien wurde jedoch in zahlreichen Erfahrungsberichten bestätigt. Gerade bei chronischem Durchfall und chronischer Verstopfung hat sich die Einnahme als sehr positiv erwiesen – ein untrüglicher Hinweis darauf, dass der Tee die kranke Darmflora wieder in Ordnung bringt.

Die Lapacho-Darm-Kur

Wer unter Magen-Darm-Erkrankungen, chronischen Blähungen, Pilzbefall, Allergien, Neuralgien, Migräne oder rheumatischen Beschwerden leidet oder wer über einen längeren Zeitraum hinweg Antibiotika einnehmen musste, sollte ernsthaft über eine Darmsanierung nachdenken. Denn die verschiedensten Beschwerden können aus einer Störung des Körpersystems Darm resultieren. Die Darmreinigung und -sanierung mit Lapachotee

Die wichtigsten Voraussetzungen für eine Fastenkur sind die völlige Entleerung des Darms, eine ausreichende Flüssigkeitszufuhr, reichlich Bewegung und innere Ruhe.

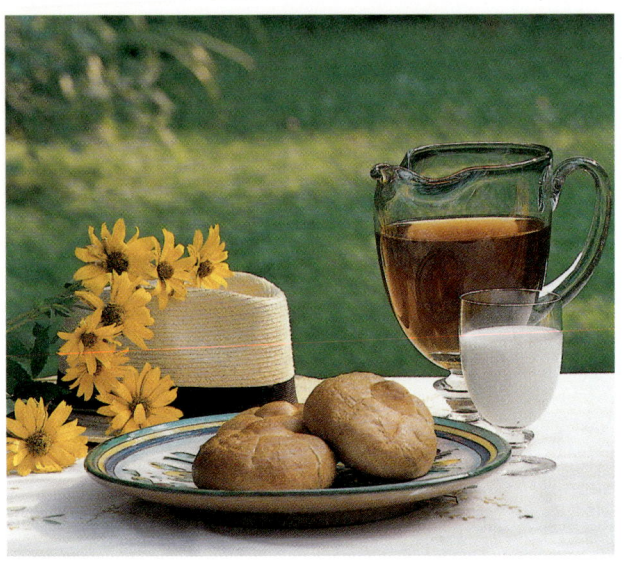

Während der darmreinigenden Mayr-Kur ernähren Sie sich ausschließlich von trockenen Brötchen, Milch und Kräuter- oder auch Lapachotee.

Bevor Sie sich für eine bestimmte Fastenkur entscheiden sollten Sie mit Ihrem Arzt Rücksprache halten.

ist eine ideale Ergänzung zu den meisten klassischen Verfahren. Trinken Sie also während der Dauer Ihrer Kur täglich einen Liter des ungesüßten Tees. Natürlich können Sie auch auf Lapachotabletten (siehe Seite 56) zurückgreifen.

Die Darmreinigung

Zweck der Darmreinigung ist es, die verkrusteten, zähen Kotreste aus dem Verdauungssystem zu entfernen. Dazu empfiehlt sich beispielsweise die Mayr-Kur, die von spezialisierten Kliniken angeboten wird. In manchen Fällen übernimmt die Krankenkasse die Kosten für das meist dreiwöchige Programm. Im Rahmen dieser Kur wird der Darm täglich mit einer Bittersalzlösung durchspült, die man morgens trinkt. Sie durchrieselt das gesamte Verdauungssystem und wirkt leicht abführend. Auf dem Speiseplan stehen trockene Brötchen, Kräutertee und Milch. Wer gegen Milch allergisch ist, kann statt dessen auf Sojamilch oder den Sud von gekochten Haferflocken ausweichen. Sicherlich handelt es sich bei dieser Kost nicht unbedingt um kulinarische Genüsse, doch in diesem Fall heiligt der Zweck die Mittel.

Wer nicht unter akuten Problemen im Magen-Darm-Trakt, unter Pilzbefall oder einer schweren Stoffwechselkrankheit leidet, sondern »nur« seinem Immunsystem etwas Gutes tun will, kann eine abgeschwächte Form der Darmreinigung auch zu Hause durchführen. Trinken Sie über einen Zeitraum von drei Wochen morgens ein leichtes Abführmittel. Dazu können Sie ein bis zwei Teelöffel Glaubersalz in einem Glas warmem Wasser auflösen. Alternativ verwenden Sie eine Mischung aus zehn Gramm Chlormagnesium auf $\frac{1}{2}$ Liter Wasser und nehmen von der Mischung über den Tag verteilt mehrere Esslöffel ein. Achten Sie bereits während der Darmreinigung auf eine ballaststoffreiche Kost, damit Ihr Darm über die gesamte Dauer dieser Kur aktiviert ist. Der tägliche Genuss von Lapachotee leistet dazu ebenfalls einen wichtigen Beitrag.

Mit folgenden, leicht abführenden Nahrungsmitteln können Sie regelmäßig eine kleine Darmreinigung durchführen:

- Blattsalat, Löwenzahnsalat
- Die Gemüse Rote Bete, Kohl, Kürbis, Auberginen, Lauch, Karotten, Tomaten
- Die Obstsorten Rhabarber, Aprikosen, Kirschen, Pfirsich, Pflaumen, Orangen, Brombeeren, Johannisbeeren
- Die Kräuter Basilikum, Petersilie, Salbei, Dill
- Weizenkleie, Leinsamen, Agar-Agar, Flohsamen
- Mandeln und Oliven

Die Darmsanierung

Die Darmsanierung ist nichts anderes als der Wiederaufbau der nützlichen Darmflora. In dieser Zeit sollten Sie täglich mindestens einen Liter ungesüßten Lapachotee trinken. Verteilen Sie die Menge gleichmäßig über den ganzen Tag.

Im Mittelpunkt der Darmsanierung steht darüber hinaus eine kräftige Zufuhr von Milchsäurebakterien für den Darm. Besonders wertvoll sind hierfür täglich ein Glas Sauerkrautsaft, außerdem Molke und Biojogurt. Aus der Apotheke gibt es zur Unterstützung dieses Prozesses Acidophilus-Kapseln, die den Darm direkt mit wertvollen Bakterien versorgen.

Ähnlich wie Lapacho wirken auch verschiedene heimische Heilpflanzen gegen schädliche Darmbakterien: Knoblauch, Kresse, Meerrettich und Zwiebeln üben im Darm eine eindeutig antibiotische Wirkung aus.

Wenn der Erfolg trotz aller Anstrengungen ausbleibt, empfiehlt sich eine mikrobiotische Therapie beim Heilpraktiker oder Arzt. Dies bedeutet, dass dem Darm ganz gezielt nützliche Bakterienstämme zugeführt werden.

Wenn Sie Ihre Ernährung dauerhaft auf Vollwertkost umstellen und für ausreichend Bewegung sorgen, können Sie auf Abführmittel ganz verzichten. Ein gesunder Darm braucht keine Entschlackung!

Selbstgemachte Medizin aus der Lapachorinde

Stellen Sie Ihre Lapacho-Apotheke zusammen! Aus der Rinde lassen sich neben dem Tee Tinkturen, Salben, Kapseln, Badezusätze, Umschläge und sogar homöopathische Arzneimittel relativ einfach herstellen. Sicherlich wird der Tee Ihre Haupteinnahmeform sein. Doch für äußere Anwendungen, wenn höhere Dosen erforderlich sind, als man vom Tee täglich einnehmen möchte, oder wenn man sich am Tee einfach »sattgetrunken« hat, sind die Rezepte aus diesem Kapitel eine wertvolle Hilfe.

Die Heilkraft der Lapachorinde lässt sich in den unterschiedlichsten Anwendungsformen nutzen.

Der Lapachoheiltee

Gerade wenn bei Ihnen die Entgiftung Ihrer Körpersysteme (siehe Seite 48) im Vordergrund steht, sollte der Tee als Einnahmeform die erste Wahl sein, denn eine ausreichende Flüssigkeitsaufnahme ist für diesen Zweck unabdingbar. Geschmacklich bieten sich zwar Variationen an (siehe Rezepte ab Seite 110), doch eigentlich ist der Tee so wohlschmeckend, dass die meisten Anwender auf mögliche Zusätze wie Sahne, Ahornsirup oder Honig verzichten und ihn pur trinken.

Da der Tee aus einer Baumrinde hergestellt wird, reicht das Verfahren, das wir vom Kräutertee her kennen, nicht aus, um die Inhaltsstoffe zu lösen. Es muss ein Dekokt, eine Abkochung, hergestellt werden. Das erfordert etwas Zeit, und so empfiehlt es sich, am Abend oder morgens eine größere Menge zuzubereiten und den Rest entweder in der Thermoskanne oder im Kühlschrank aufzubewahren. Da der Tee keine ätherischen Öle enthält, kann er später problemlos wieder aufgewärmt werden.

Lapachotee ist auch in Form von Aufgussbeuteln erhältlich. An der Zubereitung ändert das jedoch nichts.

Viele Lapachofans schwören darauf, den Tee einfach kalt – als Erfrischungsgetränk – einzunehmen. Als weitere Variante können Sie sich auch einen Lapachodrink (siehe ab Seite 110) mixen.

Die Zubereitung des Heiltees

Für einen Liter Lapachotee benötigen Sie zwei gestrichene Esslöffel Lapachorinde. Verschiedene Lapachoexperten empfehlen, zum Kochen und Lagern des Tees kein Gerät zu verwenden, das Aluminium enthält: Die Heilwirkung würde dadurch reduziert werden.

- Bringen Sie in einem Topf etwas mehr als einen Liter Wasser zum Kochen (beim Kochen geht ein Teil der Flüssigkeit verloren).
- Geben Sie die Rinde hinein, und lassen Sie das Wasser nochmals kurz aufkochen.
- Reduzieren Sie anschließend die Hitze (bei zwölf Stufen etwa auf Stufe drei oder vier). Der Tee sollte nun etwa fünf Minuten lang leicht köcheln.
- Stellen Sie die Herdplatte anschließend ganz ab, und lassen Sie den Tee weitere 15–20 Minuten zugedeckt ziehen.
- Gießen Sie den Tee durch ein feines Sieb ab.

In Südamerika schwören viele Anwender darauf, den Tee nicht ziehen, sondern 15 Minuten köcheln zu lassen. Er wird dann aber herber, da sich durch das lange Kochen mehr Bitterstoffe (z. B. Tannine) lösen.

Kinder oder Erwachsene, die den herben Geschmack des Lapachotees nicht schätzen, können ihn mit Honig süßen. Die Heilwirkung wird davon nicht beeinträchtigt.

Starkes Dekokt für äußere Anwendungen

Für alle äußeren Anwendungen sollten Sie generell ein stärkeres Dekokt herstellen. Hier empfiehlt sich die Zubereitung nach folgendem Schema:

- Übergießen Sie drei Esslöffel der Rinde mit einem Liter kochendem Wasser.
- Lassen Sie das Ganze offen köcheln, bis sich die Flüssigkeit um etwa ein Drittel reduziert hat.
- Gießen Sie die Flüssigkeit durch ein Sieb ab.

Gesunde Süßmacher

Nicht jeder ist dem etwas bitteren Geschmack des Lapachotees spontan zugetan. Wenn Sie allerdings zum Zucker greifen, machen Sie dadurch einen Teil der Heilwirkung gleich wieder zunichte. Zucker ist Gift für den Darm, dem Sie mit der Einnahme des Tees doch etwas Gutes tun möchten. Er raubt Ihnen darüber hinaus einen Teil der Mineralstoffe, die Sie mit dem Tee einnehmen und torpediert Ihre Anstrengungen, mit dem Tee Ihr Immunsystem aufzumöbeln. Doch keine Angst: Es gibt eine ganze Reihe gesunder Alternativen zum Zucker.

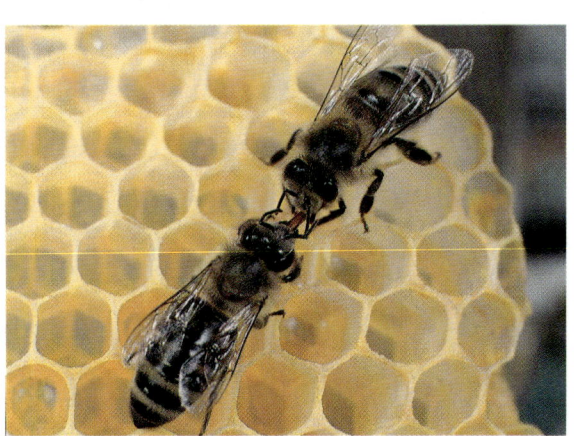

➤ Stevia – der süße Bruder des Lapachotees

Steviatee wird aus den Blättern des überwiegend in Paraguay beheimateten Strauches Stevia rebaudiana *gewonnen. Der Hauptinhaltsstoff – das Steviosid – ist 300-mal süßer als eine vergleichbare Menge Zucker. In Japan wird dieser Stoff weithin als Zuckerersatz verwendet. Doch Stevia ist mehr als nur ein unschädlicher Süßmacher: Die Blätter enthalten eine Menge wertvoller Inhaltsstoffe: Proteine, Eisen, Phosphor, Kalzium, Magnesium, Zink sowie reines Vitamin A und C. In Südamerika wird dieser Tee auch zur Behandlung von Erkältungskrankheiten eingesetzt.*

Für Diabetiker ist Stevia nicht nur erlaubt, es hat sogar eine gewisse Heilwirkung, da es regulierend in den Blutzuckerspiegel eingreift. Mit Lapachotee ergänzen sich die süßen Blät-

Honig wirkt, wie Lapacho, antibakteriell.

ter nicht nur geschmacklich, sondern auch bezüglich der Heilwirkung. Die Zubereitung ist einfach: Geben Sie die Steviablätter in den Lapachotee während Sie den Aufguss ziehen lassen.

➤ Honig – der Klassiker unter den gesunden Süßmachern

Ähnlich wie Stevia versüßt kalt geschleuderter Honig nicht nur den Tee, er trägt durch seine wertvollen Inhaltsstoffe auch zu dessen Heilwirkung bei. Die antibakteriellen Eigenschaften des Honigs sind in erster Line auf den Wirkstoff Inhibin zurückzuführen. Ebenfalls als keimtötend erweist sich das reichlich im Honig enthaltene Kalium, da es durch seine entwässernde Wirkung Bakterien im wahrsten Sinne des Wortes austrocknet. Darüber hinaus kann im Honig ein großer Teil der Mineralstoffe nachgewiesen werden, die auch in der Lapachorinde enthalten sind. Seine Inhaltsstoffe machen ihn zu einem bewährten Heilmittel bei einer ganzen Reihe von äußerlichen und innerlichen Beschwerden. Er hilft dem Körper, Krankheitserreger zu überwinden und hält den Kreislauf stabil. Im indischen Ayurveda wird Honig zusammen mit heißer Milch bei Erkältungskrankheiten, Husten und Bronchitis verabreicht, während er in Japan

und China als Heilmittel für Magen- und Darmbeschwerden gilt. Gerade wenn Sie Ihren Kindern den Tee schmackhaft machen möchten, ist Honig ein guter Zusatz. Eine Wermutstropfen soll aber nicht verschwiegen werden: Er wirkt auf die Zähne ähnlich aggressiv wie Zucker und kann Karies verursachen. Wenn Sie diesen Nachteil nicht in Kauf nehmen wollen, sollten Sie es einmal mit den Rezepten für Lapachodrinks (siehe ab Seite 110) versuchen. Sie werden sich wundern, wie viele schmackhafte Variationen möglich sind.

➤ Ahornsirup – eine trügerische Alternative

Ahornsirup, den eingedickten Saft des Ahornbaums, kaufen viele ernährungsbewusste Menschen in dem guten Glauben, damit eine gesunde Alternative zum Zucker zu erwerben. Die chemische Analyse ist allerdings ziemlich ernüchternd: Der Sirup besteht zu etwa zwei Drittel aus Saccharose, also reinem Zucker. Natürlich sind auch Mineralstoffe und Spurenelemente enthalten, jedoch in derart geringen Mengen, dass Honig oder Stevia als Süßmacher unbedingt vorzuziehen sind.

Die Heilkur mit Lapachotee

Aus Hunderten von Erfahrungsberichten über die Heilung von Krankheiten mit Lapachotee hat sich die nachfolgend beschriebene Einnahmeempfehlung als am wirksamsten herausgestellt. Gerade um den immunstimulierenden Effekt des Tees zu nutzen, aber auch um in den Genuss seiner antitumoralen Wirkung zu kommen, lohnt es sich, mehrmals im Jahr eine Heilkur mit Lapachotee durchzuführen. Von einer ununterbrochenen Einnahme der therapeutischen Dosis wird nicht etwa wegen eventueller Nebenwirkungen abgeraten, sondern auf Grund der Tatsache, dass sich auf die Dauer ein Gewöhnungseffekt einstellt, der Körper also wie bei einem Medikament eine gewisse Resistenz entwickeln könnte. In den Einnahmepausen kann man problemlos auf andere Heiltees umsteigen. Besonders zu empfehlen sind hierbei der ebenfalls sehr heilkräftige Grüne Tee oder einer der indianischen Heiltees wie Auguraté, Mate oder Sarsaparille, die in diesem Buch ab Seite 114 vorgestellt werden.

Lapacho und Mate statt Kaffee

Der Matestrauch ist in großen Teilen Südamerikas beheimatet. Seine Blätter enthalten geringe Mengen Koffein, die dem Tee in Kombination mit anderen Inhaltsstoffen eine mild anregende Wirkung verleihen.

Viele Menschen möchten auf ihren täglichen Kaffee nicht verzichten, obwohl sie um seine Nebenwirkungen wissen. Wer jedoch von seinem Arzt, etwa wegen chronischer Magenprobleme, bereits die rote Karte für seinen Kaffeegenuss erhalten hat, kann auf eine wohlschmeckende Alternative zurückgreifen, die ebenso anregend wirkt wie Kaffee und für den Magen überdies noch eine Wohltat ist: Lapacho-Mate-Tee. Im Norden Argentiniens ist diese Mischung traditionell sehr beliebt.

Zubereitung:
Ein Teelöffel Matekraut in 1/2 Liter kochendes Wasser geben und fünf Minuten ziehen lassen. Anschließend mit einem Liter Lapachotee vermischen. Wem der Geschmack zu bitter ist, der kann etwas Vanille zugeben oder auf einen gesunden Süßmacher (siehe Notabene Seiten 52–53) zurückgreifen. Mehr zur Heilkraft des Matetees erfahren Sie ab Seite 119.

Die Drei-Phasen-Kur

Sorgen Sie gerade während der Kur für eine gesunde Lebensweise. Verzichten Sie auf Alkohol, Kristallzucker und Zigaretten, essen Sie viel rohes Obst und Gemüse. Ohne eine solche Korrektur der Lebensweise hat der Tee wenig Chancen, seine volle Heilwirkung zu entfalten.

- Nehmen Sie über einen Zeitraum von vier bis sechs Wochen täglich einen Liter Lapachotee zu sich. Am wirksamsten ist es, mehrmals und vor allem vor den Mahlzeiten eine Tasse zu trinken.
- Machen Sie anschließend eine vierwöchige Pause, in der Sie auf einen anderen Heiltee umsteigen können.
- Wiederholen Sie die kurmäßige Anwendung des Lapachotees anschließend über einen Zeitraum von vier Wochen in der gleichen Dosis wie während der ersten Phase.

Die Lapachokur ist bei schwereren Erkrankungen dreimal im Jahr durchzuführen.

Vergessen Sie nicht: Lapacho ist ein Naturheilmittel und entfaltet seine Wirkung besonders effektiv bei einer langfristigen Einnahme.

Lapachomedizin für die innere Anwendung

Es gibt Puristen, die davon überzeugt sind, dass allein die Einnahme der Lapachorinde in Form von Tee die gewünschte Heilwirkung gewährleistet. Dem widersprechen Forschungen aus den USA, laut denen andere Einnahmeformen nicht minder wirksam sind, vorausgesetzt, sie werden mit einer ausreichenden Flüssigkeitsaufnahme verbunden.

Wer also dem Geschmack des Lapachotees nicht viel abgewinnen kann, wer gleichzeitig andere Heiltees einnehmen will oder wer des Lapachotees nach wochenlanger Einnahme überdrüssig geworden ist, der kann auf eine breite Palette anderer Lapachoheilmittel zurückgreifen. Das Praktische daran ist: Die meisten Alternativen lassen sich relativ einfach zu Hause herstellen. Das macht Spaß und spart außerdem noch Geld.

Wer seine Lapachomedizin selbst herstellt, kann sicher sein, dass es sich dabei um reine Naturprodukte ohne chemische Zusätze handelt.

Lapachokapseln und -tabletten

Nehmen Sie Lapachotabletten oder -kapseln ein, dürfen Sie nicht vergessen, ausreichend zu trinken. Zu empfehlen sind etwa zwei Liter Mineralwasser oder Fruchtsäfte über den Tag verteilt.

Lapachokapseln und -tabletten sind eine sinnvolle Einnahmeform für Situationen, in denen man sich beim besten Willen keinen Tee zubereiten kann. Sollten Sie also beispielsweise gerade eine Lapachoheilkur begonnen haben und unverhofft eine Reise antreten müssen, gehören die Kapseln oder Tabletten in den Kulturbeutel. Lapachotabletten gibt es fertig zu kaufen. Zweimal täglich vor den Mahlzeiten eingenommen, ersetzen sie etwa einen Liter des Tees.

Um die Lapachokapseln herzustellen, zerstoßen Sie einige Teelöffel Lapachorinde mit einem Mörser oder Hammer, bis ein Pulver entsteht. Leichter tut man sich mit einer alten Kaffeemühle: So erhalten Sie das Pulver im Handumdrehen. Leere Gelatinekapseln gibt es in Ihrer Apotheke. Füllen Sie das Pulver ein, und lagern Sie die Kapseln an einem trockenen Ort. Mit zwei bis drei Kapseln täglich ersetzen Sie etwa einen Liter des Tees.

Lapachoimmuntropfen

Für diese wirksamen Tropfen, die Sie am besten einnehmen, wenn es im Hals kratzt oder Sie auf Grund anderer Beschwerden den Eindruck haben, dass Ihr Immunsystem Unterstützung braucht, benötigen Sie 200 Milliliter 70-prozentigen Alkohol, 40 Gramm Kapuzinerkresse und 20 Gramm Lapachorinde.

Von einer Einnahme der Lapachoimmuntropfen über einen Zeitraum von mehr als sechs Wochen ist abzuraten.

Zerstoßen Sie die Pflanzenteile ein wenig in einem Mörser oder mit einem Kartoffelstampfer. Setzen Sie die Mischung nun mit dem Alkohol in einer dunklen Flasche an. Gute Dienste leistet eine alte Weinflasche. Nach drei Wochen gießen Sie die Flüssigkeit durch einen Kaffeefilter, ein Leinentuch oder ein feines Haarsieb ab. In der Apotheke erhalten Sie leere Fläschchen aus dunklem Glas und mit Schraubverschluss, in die Sie die Tropfen abfüllen können. Wenn Sie diese an einem kühlen Ort aufbewahren, halten sie sich ohne weiteres zwei Jahre.

Anwendung: Bei Atemwegserkrankungen (Erkältung, Halsweh, Heiserkeit, Husten, Schnupfen), bei Infektionen der Harnwege und im Magen-Darm-Trakt nehmen Sie täglich 20 Tropfen ein.

Alkoholische Lapachomedizin

Dass Lapachotee anregend wirkt, wurde bereits angesprochen. Diesen positiven Effekt auf Herz und Kreislauf sowie auf den Magen-Darm-Trakt können Sie mit einem Heilwein oder Kräuterschnaps auf der Basis von Lapachorinde noch verstärken. Bitte beachten Sie jedoch: Auch hier handelt es sich um Medizin und nicht um ein Getränk. Sie tun sich also nur dann etwas Gutes, wenn Sie diese Heilmittel nur fallweise und wohldosiert einnehmen.

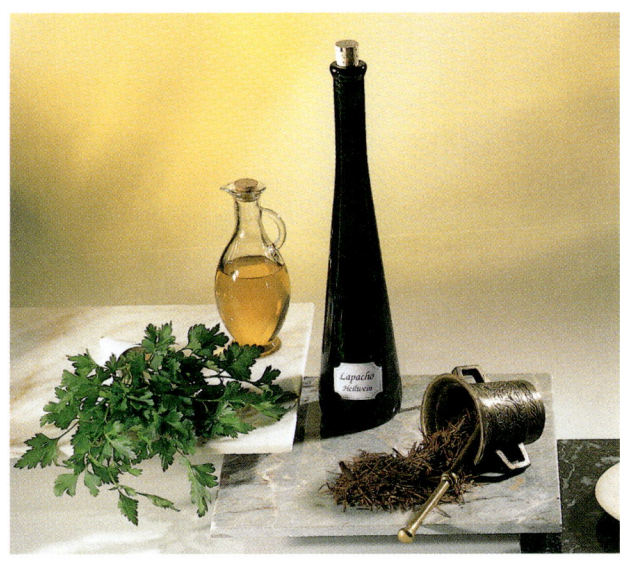

Lapachoheilweine sollten keinesfalls als ein Genussmittel, sondern als Medizin betrachtet und angewendet werden.

Die Herstellung ist in allen Fällen einfach: Die Pflanzenteile werden in Schnaps bzw. Wein angesetzt, nach einer gewissen Zeit durch ein Stück Tuch oder einen Damenstrumpf abgefiltert und in einer dunklen Glasflasche an einem kühlen Ort aufbewahrt.

LAPACHO-HERZ-WEIN

3 EL Lapachorinde • 10 Stängel frische Petersilie mit Blättern
• 2 EL Apfelessig • 2 Schnapsgläser Weißdorntinktur • 150 g Honig
• 0,7 L Weißwein

1. Die Petersilie und die Lapachorinde mit dem Weißwein etwa zehn Minuten lang leicht kochen, abfiltern und etwas abkühlen lassen.

2. Wenn der Wein lauwarm ist, den Honig, den Essig und die Weißdorn-Tinktur zugeben.

Dieser Wein ist vor allem bei Herz-Kreislauf-Erkrankungen zu empfehlen. Er wirkt entwässernd, schützt die Gefäße und regt die Tätigkeit der Drüsen an. Nehmen Sie bei Bedarf dreimal täglich einen Esslöffel davon ein. Bei einer kurmäßigen Anwendung über einen Monat nehmen Sie täglich zwei Esslöffel.

In der Naturheilkunde wird Petersilie wegen ihrer harntreibenden Wirkung auch bei Gicht und Rheuma empfohlen.

LAPACHO-ZIMT-WEIN

30 g Lapachorinde • 70 g Zimt • 1 L kräftiger Rotwein

1. Die Lapachorinde im Wein zehn Minuten leicht auskochen.
2. Den Zimt zugeben und das Ganze etwa eine Woche lang an einem sonnigen Platz ziehen lassen.
3. Anschließend abfiltern und abfüllen.

Zimt ist seit Alters her ein Heilmittel für Herzbeschwerden. Wem also der Lapacho-Herz-Wein nicht zusagt – womöglich, weil die Zutaten nicht immer greifbar sind – der hat im Zimtwein eine besonders einfache Alternative. Neben seiner positven Wirkung auf Herz- und Kreislauf kräftigt er den Magen und beugt Schwächezuständen vor.

ANTI-GRIPPE-WEIN

Trinken Sie bei Ansteckungsgefahr dreimal täglich ein Likörglas des Anti-Grippe-Weins.

30 g Lapachorinde • 60 g Rosmarin • 60 g Salbei • 40 g Pfefferminze • 20 g zerstoßene Wacholderbeeren • 15 g zerkleinerte Gewürznelken • 10 g Engelwurz • 1 L Weißwein

1. Die Lapachorinde im Weißwein etwa zehn Minuten leicht köcheln lassen.
2. Alle Zutaten in einen durchsichtigen Behälter füllen und gut abdecken.
3. Etwa zwei Wochen an einen warmen, sonnigen Platz an der Fensterbank stellen und abfiltern.

Gerade im Winter, wenn die Ansteckungsgefahr am größten ist, empfiehlt sich dieser Wein als vorbeugende Maßnahme.

LAPACHOWEIN ZUR BLUTSTÄRKUNG

4 getrocknete Beinwellwurzeln • 40 g Lapachorinde • 1 L Weißwein

1. Die Rinde im Weißwein einige Minuten lang auskochen, bevor man alle Zutaten in einen durchsichtigen Behälter füllt.
2. Anschließend abdecken und die Mischung etwa fünf Wochen lang an einen warmen, sonnigen Platz stellen.
3. Den Wein durch ein Tuch abfiltern und in eine dunkle Flasche abfüllen.

Dieser Wein ist besonders nach Operationen zu empfehlen, bei

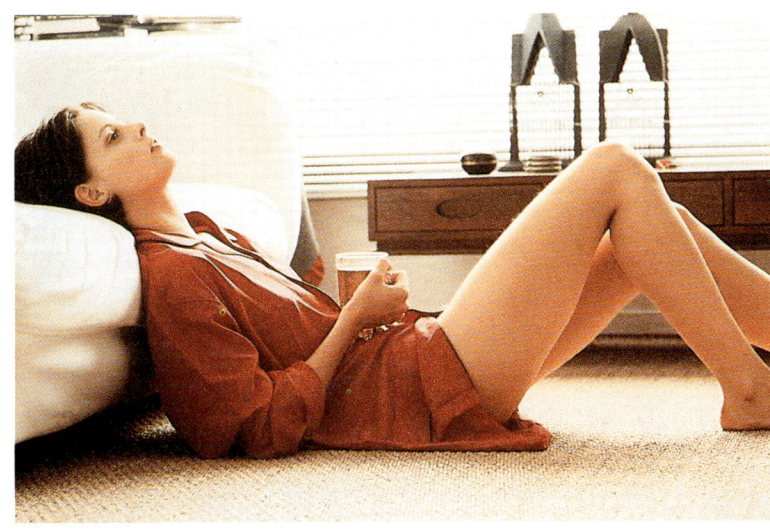

Chronische Blutarmut macht sich oft in Abgespanntheit und latenter Müdigkeit bemerkbar. Hier hilft Lapacho-Wein zur Blutstärkung.

denen man viel Blut verloren hat. Natürlich eignet er sich auch für Personen, die allgemein unter Blutarmut leiden.

Bei Bedarf können Sie täglich ein Likörglas von diesem Wein trinken. Er lässt sich selbstverständlich auch mit frischen Beinwellwurzeln zubereiten. Das Kraut finden Sie im Herbst in der Nähe von Bächen.

LEBER-GALLE-GEIST

15 g Lapachorinde • 15 g Alantwurzel • 15 g Wermut • 15 g Anissamen • 10 g Tausendgüldenkraut • 1 L Branntwein

1. Die Kräuter im Branntwein ansetzen, ohne die Lapachorinde vorher auszukochen.

2. Den Schnaps nach etwa zwei Wochen abfiltern, abfüllen und an einem kühlen, trockenen Ort lagern.

Am besten nach einer normalen, nicht zu fetten Mahlzeiten einen Teelöffel davon einnehmen.

Dieser Kräuterschnaps bringt Leber und Galle auf Trab. Ein Schnapsglas davon nach fetten Speisen getrunken, regt den Gallefluss an, so dass die Fettverdauung effektiver wird. Doch Vorsicht: Kräuterschnäpse sind nicht für den täglichen Gebrauch bestimmt.

Werden die Anissamen vor der Zugabe in den Tee in einem Mörser zerstoßen, können die ätherischen Öle ihre heilenden Eigenschaften noch besser entfalten.

Lapacho als homöopathisches Mittel

Häufig stellt sich bei der Einnahme homöopathischer Mittel eine Erstverschlimmerung ein.

Das System der Homöopathie wurde Ende des 18. Jahrhunderts von dem deutschen Arzt Samuel Hahnemann entwickelt. Er hatte herausgefunden, dass diejenigen Substanzen, die zu einer Krankheit führen, in stark verdünnter Form zur Heilung eben derselben Krankheit beitragen können. Er beschrieb dies mit den lateinischen Worten »similia similibus curantur« – »Ähnliches soll mit Ähnlichem geheilt werden«.

Trotz zahlreicher Heilerfolge wird die Homöopathie bis heute von vielen Schulmedizinern als wirkungslos bezeichnet, weil sie sich streng wissenschaftlich nicht erklären lässt. Immerhin aber wurde kürzlich von der medizinischen Forschung aufgrund großangelegter Untersuchungen nachgewiesen, dass homöopathische Mittel eine größere Wirksamkeit als Placebos haben.

Gerade Lapacho als immunstimulierendes und darmsanierendes Heilmittel ist für die Homöopathie geeignet, denn er ist in der Lage, die Selbstheilungskräfte zu stärken.

Das System der Homöopathie

Rund 2000 Arzneien stehen dem Homöopathen zur Verfügung. Die Basisstoffe reichen von Pflanzen über Tiere bis hin zu Mineralsalzen oder Gesteinen.

Die Homöopathie basiert auf dem bekannten System der Potenzen und hat einen einfachen Aufbau: Zunächst wird aus der jeweiligen Heilpflanze ein Auszug erstellt, die so genannte Urtinktur. Ein Teil dieser Urtinktur wird mit neun Teilen Alkohol oder Wasser vermischt und zehn Mal kräftig verschüttelt. Das Ergebnis ist die erste Dezimalpotenz, die man als D1 bezeichnet. Führt man nun dasselbe Verfahren mit dieser ersten Potenz ein zweites Mal durch, erhält man die zweite Potenz (D2). Dieser Vorgang

Die Systematik der D-Potenzen

Urtinktur bis D6	= Niedrige Potenzen
D7 bis D12	= Mittlere Potenzen
D13 bis D21	= Hohe Potenzen
D22 bis D200	= Sehr hohe Potenzen

wird je nach Bedarf bis D200 und weiter fortgesetzt. Ab der Potenz D30 ist kein einziges Molekül der Urtinktur mehr nachweisbar – eine Tatsache, die für die rein wissenschaftlich orientierte Schulmedizin natürlich ein Stein des Anstoßes sein muss.

Eine zweite Systematik sind die Zentesimalpotenzen (C-Potenzen), bei denen jeweils ein Teil des Ausgangsstoffs mit 99 Teilen Alkohol vermischt und verschüttelt wird. Für unseren Zweck bleiben wir bei den niedrigen D-Potenzen.

Einige Regeln für den Hausgebrauch

Grundsätzlich ist die Homöopathie von einem erfahrenen Spezialisten zu verordnen. In einer ausführlichen Anamnese werden nicht nur die Krankheitsherde festgestellt, sondern auch der Mensch als Ganzes in ein Typensystem eingeordnet, nach dem bestimmte homöopathische Mittel angezeigt sind. In niedrigen Potenzen kann man die Homöopathie bei leichten Erkrankungen aber auch selbst anwenden. Dazu ist anzumerken, dass homöopathische Mittel nicht dazu geeignet sind, eventuellen Krankheiten vorzubeugen.

- Verwenden Sie nur niedrige Potenzen (bis D6).
- Setzen Sie das Mittel unmittelbar nach der Besserung von akuten Krankheiten ab.
- Sollte sich eine so genannte Erstverschlimmerung der Symptome einstellen, heißt das, dass man auf dem richtigen Weg ist, aber die falsche Potenz gewählt hat. Das Mittel ist in diesem Fall abzusetzen. Man lässt die Symptome abklingen und verwendet dann eine höhere Potenz des gleichen Mittels.

Homöopathische Mittel werden in Form von Zuckerkügelchen, den so genannten Globuli, oder Tropfen angeboten.

Die Herstellung von Lapacho D1

Zunächst müssen Sie eine Urtinktur herstellen, die dann zu dem homöopathischen Mittel verarbeitet wird.

- Stellen Sie einen kräftigen Absud aus der Lapachorinde her: Geben Sie dazu zwei Esslöffel Lapachorinde auf 0,4 Liter kochendes Wasser, und lassen Sie die Flüssigkeit solange köcheln, bis sie sich etwa auf $^1/_4$ Liter reduziert hat.

Über homöopathische Mittel auf der Basis von Lapacho gibt es kaum Erfahrungsberichte.

- Geben Sie nun einen Teelöffel des Absuds und neun Teelöffel 70-prozentigen Alkohol in eine kleine Flasche mit Tropfverschluss (in der Apotheke erhältlich).
- Verschließen Sie das Fläschchen, und schütteln Sie es zehnmal kräftig nach unten. Das Ergebnis ist Lapacho D1.
- Für die nächste Potenz müssen Sie jetzt nur ein Teil Lapacho D1 mit zehn Teilen Alkohol vermischen und wiederum verschütteln. Das Ergebnis ist Lapacho D2.

Lapachomedizin für die äußere Anwendung

Vor allem bei Hauterkrankungen oder Gelenkentzündungen, aber auch bei Erkältungskrankheiten hat sich die Lapachomedizin für die äußere Anwendung ausgezeichnet bewährt. In vielen Ländern Südamerikas ist sie seit Jahrhunderten fester Bestandteil der Hausapotheke.

Lapachotinktur zum Einreiben

Die äußere Anwendung von Lapachomedizin hat schon manchem Rheumatiker geholfen.

Für eine Lapachotinktur besorgen Sie sich 100 Milliliter medizinischen Alkohol (70 Prozent) aus der Apotheke.

- Zerstoßen Sie etwa zwei Esslöffel Lapachorinde in einem Mörser, oder zermahlen Sie sie in einer Kaffeemühle zu Pulver.
- Gießen Sie den Alkohol über die Rinde, und verrühren Sie das Ganze gut.
- Anschließend geben Sie die Mischung in ein verschließbares Gefäß aus braunem Glas und lassen die Rinde etwa drei Wochen lang darin ziehen.
- Filtern Sie die Mischung ab, und füllen Sie sie in Tropfenfläschchen (in der Apotheke erhältlich).

Die Lapachotinktur können Sie pur auf schmerzende Gelenke einreiben. Sie dient aber auch als Basis für eine Salbe, die besonders bei Hautentzündungen und Gelenkschmerzen hilft, oder Sie stellen sich daraus ein Massageöl her.

LAPACHOMASSAGEÖL

100 ml Sesamöl • 5 ml Latschenkieferöl • 5 ml Fichtennadelöl • 20 Tropfen Lapachotinktur

1. Mischen Sie alle Zutaten gründlich.
2. Füllen Sie die Mischung in ein Fläschchen aus braunem Glas ab.

Die ätherischen Öle von Latschenkiefer und Fichtennadeln dienen der Durchblutungsförderung, die zugesetzte Lapachotinktur ist wohltuend für die Haut.

Tipp: Wer auf bestimmte Fettsäuren allergisch reagiert, kann statt des Sesamöls Jojobaöl verwenden.

Sie können das Lapachomassageöl auch für Massagetechniken wie Akupressur oder Fußreflexzonenmassage verwenden.

Die Lapachoheilsalbe

Die Lapachoheilsalbe sollte einen festen Platz in Ihrer Hausapotheke haben. Mit ihr können Sie Verbrennungen und Verbrühungen, schmerzende Gelenke, schuppige, rissige und juckende Haut, wunde Stellen und alle äußerlichen Entzündungen, aber auch Fuß- und Nagelpilz wirksam behandeln. Sogar Hautgeschwüre, rheumatische Erkrankungen, Gicht und Ischias sollen mit der Salbe gelindert werden können.

Wenn Sie bereits eine Lapachotinktur hergestellt haben, können Sie einfach 30 Tropfen davon mit 30 Gramm Salbengrundlage aus der Apotheke vermischen, um eine Lapachosalbe zu erhalten. Raffinierter ist natürlich die vollkommene Eigenherstellung. Sie benötigen dazu lediglich zehn Esslöffel Lapachorinde und eine Packung (200 Gramm) Schmalz.

- Zerstoßen Sie die Lapachorinde in einem Mörser, oder mahlen Sie sie in einer Kaffeemühle zu Pulver.
- Nun erhitzen Sie das Fett in einem Topf, bis es völlig zerlaufen ist und kräftig brutzelt.
- Geben Sie die zerstoßene Rinde in das heiße Fett, und kochen Sie die Mischung einige Minuten lang unter ständigem Rühren.
- Ziehen Sie anschließend den Topf vom Herd, und lassen Sie ihn über Nacht zugedeckt stehen.

Kräutersalben lassen sich mit jeder beliebigen Art von Heilkräutern herstellen. Als Faustregel gilt: zwei Esslöffel getrocknete Kräuter in 200 Gramm Vaseline schmelzen, zehn Minuten köcheln lassen, und durch ein Tuch drücken.

- Am nächsten Tag erwärmen Sie die Salbe bei geringer Temperatur, und rühren anschließend vier Esslöffel kaltgepresstes Olivenöl hinein.
- Zuletzt filtern Sie die Salbe durch ein Leinentuch ab und füllen sie in kleine Töpfchen.

Tipp: Wenn Sie etwa 20 Tropfen Teebaumöl hinzufügen, wird die Salbe zum einen haltbarer, und zum anderen wird ihre Heilwirkung noch verstärkt: Teebaumöl wirkt nämlich als natürliches Antibiotikum.

Lapachokompressen

Bei allen entzündlichen Prozessen, wie Haut- oder Gelenkentzündungen, bitte nur kalte Kompressen verwenden!

Lapachokompressen eignen sich vor allem zur Behandlung von Hautproblemen, Entzündungen an den Gelenken, Sehnen und Muskeln sowie bei Wunden aller Art. Die Kompresse ergänzt in praktisch allen Fällen die Behandlung mit einer Lapachosalbe. So wird's gemacht:

- Stellen Sie zunächst einen kräftigen Absud aus der Lapachorinde her: Geben Sie dazu zwei Esslöffel der Rinde auf $^1/_2$ Liter kochendes Wasser, und lassen Sie die Flüssigkeit solange köcheln, bis sie sich um ein Drittel reduziert hat.

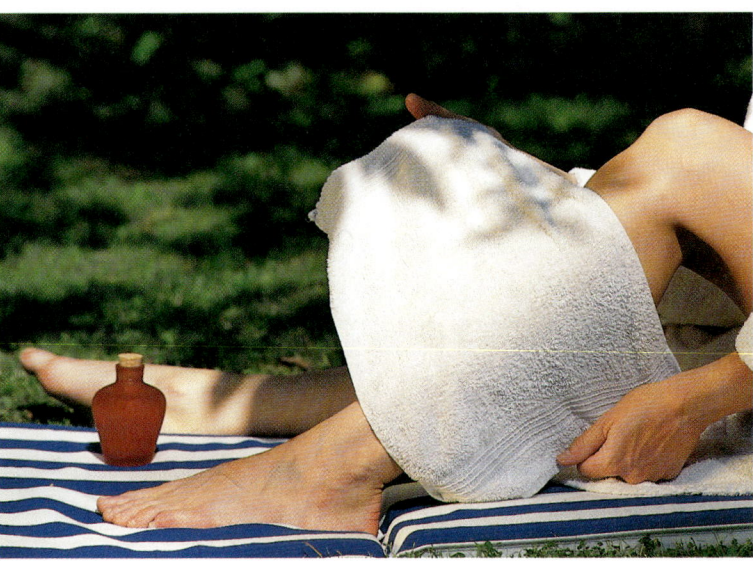

Lapachokompressen und -umschläge, je nach Art der Verletzung warm oder kalt verabreicht, sind sehr wohltuend und schmerzlindernd.

■ Tränken Sie nun ein sauberes Baumwolltuch, etwa eine Stoffwindel für Babys, in dem Dekokt, und wringen Sie es aus, bis es nicht mehr tropft. Bei offenen Wunden empfiehlt sich eine frische Mullbinde, da hier die Kompresse unbedingt steril sein muss. Der Tee sollte dabei noch gut warm sein, aber natürlich auf keinen Fall unangenehm heiß.

■ Legen Sie die Kompresse auf die betreffende Körperstelle auf. Sie sollten nun noch ein weiteres trockenes Tuch darüberlegen, damit die Wärme nicht zu schnell verloren geht. Zum Befestigen können Sie Streifen aus Mullbinde schneiden.

■ Nach etwa 30 Minuten bzw. wenn die Kompresse ganz erkaltet ist, wird sie abgenommen.

Noch besser wird die Wärme von Kompressen und Umschlägen gespeichert, wenn man sie mit einer Plastikfolie abdeckt.

Bitte beachten Sie, dass bei offenen Wunden die Kompressen immer mit einem frisch gemachten Absud herzustellen sind, weil man sich sonst mit der Kompresse eventuell die schädlichen Keime erst holt. Manche Bakterienstämme freuen sich nämlich über nichts mehr als über ein warmes, feuchtes Milieu, um sich rasend schnell zu vermehren.

Lapachobäder

Die Heilkraft von Bädern wird in unserer heutigen, schnelllebigen Zeit stark unterschätzt. Im *Galeno Andino,* der Kräuterbibel der Chilenen, wird klar festgestellt, dass die Naturmedizin auf drei wesentlichen Säulen ruht: der Ernährung, den Heiltees und den Bädern. Als Anwendungsformen bieten sich das Teil- und das Vollbad an.

Mit Lapachobädern können Sie zu allererst Ihrer Haut etwas Gutes tun: Sie wird kräftig durchblutet und gereinigt. Viele Neurodermitis- und Rheumapatienten schwören auf diese Anwendung. Aber auch bei Erkältungskrankheiten, vor allem bei Husten und Schnupfen, entfalten Lapachobäder ihre lindernde Wirkung. Bitte beachten Sie jedoch auch hier: Bei äußeren Entzündungen und Wunden sowie natürlich bei Sonnenbrand sollten Sie nur kalte Bäder nehmen! Die Wassertemperatur sollte zwischen 15–18 °C betragen.

Heiße Vollbäder sollten eine Wassertemperatur zwischen 37–39 °C nicht überschreiten. Die ideale Badedauer beträgt 15–20 Minuten.

Das Vollbad

Bei Erkältungen können Sie zusätzlich einige Tropfen der folgenden ätherischen Öle in das Badewasser geben: Eukalyptus, Fichtennadel, Thymian oder Salbei.

- Bereiten Sie einen kräftigen Absud aus der Lapachorinde zu. Kochen Sie dazu fünf Esslöffel der Rinde in zwei Litern Wasser 15–20 Minuten lang aus.
- Geben Sie ein Paar Tropfen Teebaumöl oder ein anderes ätherisches Öl in den Sud. Dieser Zusatz empfiehlt sich vor allem bei der Behandlung von Erkältungskrankheiten.
- Schütten Sie den Zusatz in die gefüllte Badewanne. Bei Warmbädern darf die Badetemperatur durchaus 37° C betragen.

Baden Sie etwa 20 Minuten. Verzichten Sie danach auf das Abduschen, und trocknen Sie sich nur leicht ab. Gerade bei Erkältungskrankheiten sollten Sie gleich nach dem Bad ins Bett gehen. Bei einer Tasse Lapachotee werden Sie dann feststellen, dass eine Erkältung auch ihre guten Seiten hat.

Das Sitzbad

Das Sitzbad ist besonders sinnvoll bei Infekten und Pilzbefall im Unterleibsbereich.
- Kochen Sie zwei Esslöffel Lapachorinde etwa 20 Minuten in $^3/_4$ Liter Wasser aus.
- Füllen Sie ein Plastikbassin mit warmem Wasser (etwa Körpertemperatur).
- Geben Sie den Absud in das Bassin, und baden Sie etwa $^1/_4$ Stunde darin.

Das Fußbad

Kalte Fußbäder mit einer Dauer von 15–20 Sekunden dienen der Abhärtung und fördern den Schlaf. Anschließend von den Zehen Richtung Knie kräftig abrubbeln.

Fußbäder sind nicht nur bei Fuß- und Nagelpilz eine Wohltat, sondern auch bei Erkältungskrankheiten und bei Blasen an den Füßen – vor allem wenn diese offen sind.
- Kochen Sie zwei Esslöffel Lapachorinde in $^1/_2$ Liter Wasser etwa 20 Minuten zu einem Sud aus.
- Füllen Sie eine Plastikwanne mit heißem Wasser, und geben Sie den Absud dazu.

Fußbäder sollten Sie übrigens bei Erkältungen so heiß wie gerade noch erträglich ansetzen.

Mundspülungen mit Lapachotee

Ebenfalls zu den wässrigen Anwendungsformen gehört die Mundspülung mit Lapachotee. Unterschätzen Sie ihre Wirkung nicht: Mit täglichen Lapachomundspülungen und regelmäßigem Gurgeln hat sich schon manch einer infektfrei über die kalte Jahreszeit gerettet. Die antibiotische Wirkung der Lapachorinde macht's möglich.

Besonders wirksam ist ein spezielles Mundwasser, das Sie selbst herstellen können:

ANTIBAKTERIELLES MUNDWASSER

1 EL Lapachorinde • 1 EL Pfefferminze (frisch oder getrocknet)
1 EL Kamillenblüten • 200 ml Obstessig

1. Lassen Sie die Kräuter etwa zehn Tage lang im Essig durchziehen, und filtern Sie sie dann durch ein feines Sieb oder ein Leinentuch ab.

2. Bereiten Sie nun einen kräftigen Absud aus der Lapachorinde (ca. 100 Milliliter), und geben Sie ihn hinzu.

3. Füllen Sie das Mundwasser in eine Flasche ein.

Dieses Mundwasser sollten Sie nach dem Zähneputzen anwenden. Es stärkt das Zahnfleisch und reinigt die Mundschleimhaut von schädlichen Bakterien.

Tipp: Durch die Zugabe von zehn Tropfen Propolistinktur (in der Apotheke erhältlich) können Sie die Wirkung noch verstärken.

In der freien Natur können Sie Kamille selbst sammeln und trocknen. Doch Vorsicht: nur die echte Kamille hat Heileigenschaften. Sie können sie von der Hundskamille am hohlen Blütenboden unterscheiden.

Mit Lapacho gegen Schuppen

Der Lapachoabsud eignet sich übrigens ausgezeichnet als Haarspülung. Durch seinen hohen Gerbstoffanteil und seine hautfreundliche Wirkung ist er für die gestresste Kopfhaut eine Wohltat. Massieren Sie den Absud nach der Haarwäsche kräftig ein, und lassen Sie ihn etwa fünf Minuten einwirken. Anschließend mit kaltem Wasser ausspülen.

Natürlich heilen mit Lapacho

Das Wirkungsspektrum der Lapachorinde ist außergewöhnlich groß. Es lohnt sich also, die Rinde zu einem festen Bestandteil der Hausapotheke zu machen.

In diesem Kapitel finden Sie für nahezu alle Beschwerdebilder die passenden Lapachorezepturen, sodass Sie auch in einem Notfall, beispielsweise bei Brandwunden, schnell die wichtigsten Tipps nachschlagen können.

Für einige der hier vorgeschlagenen Rezepturen muss die Lapachorinde zunächst mit einem Mörser zerstoßen werden, bevor sie weiterverarbeitet werden kann.

Abszesse

Abszesse sind Eiteransammlungen im entzündeten Gewebe. Sie werden meist durch die typischen Eitererreger – Streptokokken und Staphylokokken – hervorgerufen und sind in der Regel ziemlich schmerzhaft.

Die Entfernung des Eiters sollten Sie unbedingt einem Arzt überlassen, denn eine unsachgemäße Behandlung kann zu einer lebensgefährlichen Blutvergiftung führen. Für die Vor- und Nachbehandlung ist Lapacho aufgrund seiner antibiotischen, entzündungshemmenden und adstringierenden (zusammenziehenden) Wirkung sehr gut geeignet.

Lapachoheilanwendungen

■ Geben Sie eine Lapachokompresse auf die betroffene Stelle. Dazu kochen Sie zuerst einen kräftigen Sud. Ist er etwas abgekühlt, tränken Sie ein Stück sterile Mullbinde darin und legen diese warm auf. Decken Sie die Kompresse mit einem sauberen, trockenen Tuch ab und befestigen Sie dieses mit Streifen, die Sie aus der Mullbinde schneiden können (siehe

Seite 64). Die Kompresse können Sie nach dem Erkalten abnehmen und die Behandlung gegebenenfalls wiederholen.

- Je nachdem, wo sich der Abszess befindet, können Sie ein Lapachoteil- oder Vollbad nehmen. Baden Sie etwa 20 Minuten, und lassen Sie die betroffene Hautstelle anschließend an der Luft trocknen.

- Im Büro oder wenn Sie es eilig haben, können Sie den Abszess ab und zu mit einem gebrauchten Lapachoteebeutel abtupfen. Bitte verwenden Sie die Teebeutel dazu immer nur einmal.

- Abszesse lassen sich auch gut mit Lapachosalbe behandeln (siehe Seite 63). Tragen Sie die Salbe dreimal täglich auf die erkrankte Hautstelle auf.

- Um Abszesse auf Dauer zu vermeiden, lohnt es sich, das Immunsystem zu stärken. Dazu bietet sich die Heilkur mit Lapachotee (siehe Seite 54) an.

Was Sie außerdem tun können

Alle Maßnahmen, die zur Stärkung des Immunsystems beitragen, helfen auch zur Vermeidung von Abszessen. Achten Sie auf eine Ernährung, die viel Rohkost enthält. Mäßigen Sie Ihren Genuss von Alkohol und Zucker, sorgen Sie für ausreichend Bewegung an der frischen Luft. Eine kalte Dusche am Morgen bringt nicht nur die Körperabwehr auf Trab, sie verhilft auch zu einer kräftigen Durchblutung der Haut.

Akne

Gerade Jugendliche leiden häufig unter hässlichen Pickeln, Knoten und Mitessern im Gesicht, an der Brust und am Rücken. Die Ursachen von Akne sind nicht in allen Fällen klar, sie werden aber ganz allgemein in einer Störung des Hormonhaushalts oder Stoffwechsels vermutet. Viele Heilpraktiker setzen im Rahmen der Therapie bei der Sanierung des Darms an. Mit der Lapacho-Darm-Kur (siehe Seite 47), aber auch mit äußeren Anwendungen lässt sich Akne meist wirksam bekämpfen.

Die gleichen Anwendungen wie bei Abszessen sind auch bei Furunkeln, also bei eitrigen Entzündungen eines Haarbalgs und seiner Talgdrüse angezeigt.

Neben Stoffwechselstörungen können auch psychische Probleme oder eine falsche Ernährung Ursachen für Akne bei Jugendlichen sein.

Lapachoheilanwendungen

- Führen Sie eine Darmsanierung mit Lapachotee durch (siehe Seite 49). Um das Immunsystem wirksam zu stärken, den Stoffwechsel anzukurbeln und sich das für die Haut wichtige Spurenelement Zink zuzuführen, empfiehlt sich in jedem Fall die Heilkur mit Lapachotee (siehe Seite 54).

- Reinigen Sie Ihr Gesicht zweimal täglich zunächst gründlich mit Wasser. Anschließend waschen Sie es mit Lapachotee, den Sie auf dem Gesicht trocknen lassen. Schließlich folgt eine erneute Wäsche mit klarem Wasser.

- Wenn die Akne nicht nur im Gesicht auftritt, führen Sie regelmäßig Lapachovollbäder (siehe Seite 65) durch.

Dampfbäder mit Lapachoabsud wirken beruhigend auf entzündete, gereizte Gesichtshaut. Um die Wirkung zu verstärken, können Sie zusätzlich getrocknete Kamilleblüten hinzugeben.

Was Sie außerdem tun können

Gehen Sie nicht mit aggressiven Mitteln gegen die Akne vor, denn dies verschlimmert das Krankheitsbild noch. Sorgen Sie statt dessen für eine ausgewogene, ballaststoffreiche Ernährung. Besonders wohltuend für die Haut sind Karotten, entweder in Form von Rohkost oder Saft, die das hautfreundliche Vitamin A enthalten. Sarsaparilletee (siehe Seite 125) hat vor allem bei Jugendakne eine anerkannte Wirkung.

Allergien

Die Zahl allergischer Erkrankungen nimmt weltweit stark zu. In Deutschland soll mittlerweile jeder Achte von einer Allergie betroffen sein. Viele Menschen wissen nicht einmal, dass ihre Überempfindlichkeit auf verschiedene Stoffe auf eine allergische Reaktion zurückzuführen ist. Sie kann sich in unterschiedlicher Weise, etwa als Bindehautentzündung, Niesen, Hautausschlag, Atemnot, Juckreiz oder auch Schwerhörigkeit zeigen. Auch die Auslöser von Allergien sind sehr verschieden: Es kommen Milchprodukte, Früchte, Tierhaare, Medikamente, Kunststoffe, Lacke, ja sogar Sonneneinstrahlung in Frage. Man unterscheidet folgende Allergieformen:

Vitamin C gilt als natürliches Antihistaminikum. Besonders gute Vitamin-C-Lieferanten sind Zitronen, Kiwis, Orangen und Sauerkraut.

Allergien im Überblick

Allergieform	Beispiele für Allergene
Kontaktallergie	Pflanzen (z. B. Korbblütler), Schmuck, Armbanduhren (z. B. Chrom und Nickel), Kosmetika
Inhalationsallergie	Blütenpollen (Heuschnupfen), Hausstaub, Katzenhaare, Pilzsporen
Arzneimittelallergie	Antibiotika, verschiedene pflanzliche Präparate
Nahrungsmittelallergie	Milchprodukte, Soja, Früchte, Konservierungsstoffe
Sonnenallergie	UV-Strahlung
Insektengiftallergie	Biene, Hornisse, Wespe
Chemikalienallergie	Terpentin, künstliche Farbstoffe, Kunststoffe, Lacke

Die beste Therapie besteht darin, das auslösende Allergen zu meiden. Ein vom Arzt durchgeführter Allergietest kann Aufschluss darüber geben, auf welche Stoffe Sie allergisch reagieren.

Allergien – ein Irrtum des Immunsystems?

Die Ursachen für die Entstehung von Allergien sind sehr vielschichtig. Psychischer Stress kann beispielsweise zu heftigen allergischen Reaktionen führen. So konnten schon viele Betroffene die Symptome durch eine psychotherapeutische Behandlung bzw. das Erlernen einer Entspannungstechnik in den Griff bekommen. Als weitere Ursachen kommen Fehlernährung und die daraus resultierenden Mangelzustände, Vererbung, eine gestörte Darmflora und Pilzbefall (z. B. Candida albicans) in Frage. Geklärt scheint jedoch, dass Allergien eine Fehlreaktion des Immunsystems darstellen.

Bei Allergikern bilden die B-Lymphozyten unkontrolliert IgE-Antikörper. Diese lagern sich an den Mastzellen an, die dafür zuständig sind, chemische Überträgerstoffe auszuschütten. Wenn das Allergen nun ins Spiel kommt, werden spezielle IgE-Antikörper gebildet, die bei einem erneuten Kontakt mit dem Allergen die

Eine naturheilkundliche Therapieform bei Allergien ist die Eigenblutbehandlung. Der Arzt entnimmt dem Patienten Blut und spritzt es, meist angereichert mit homöopathisch aufbereiteten Mitteln, wieder ein.

Bindungspunkte von zwei IgE-Molekülen überbrücken, was zur massenhaften Ausschüttung der Hormone Histamin und Serotonin aus der Mastzelle führt. Das wiederum hat heftige allergische Reaktionen zur Folge.

Naturheilkundlich behandelt man Allergien mit ungesättigten Fettsäuren (z. B. Nachtkerzen- oder Schwarzkümmelöl), durch eine Darmsanierung und die Umstellung auf eine Ernährung, die reichlich Antioxidanzien enthält.

Lapachoheilanwendungen

Lapachotee regeneriert das Immunsystem, indem er den Körper entschlackt und die Darmflora aufbaut. Allergische Hautreaktionen können mit äußerlichen Lapachoanwendungen behandelt werden.

- Die Lapacho-Darm-Kur (siehe Seite 47) oder ein anderes Verfahren zur Darmsanierung sollte der erste Schritt bei der Behandlung von Allergien sein.
- Zum Aufbau des Immunsystems führen Sie regelmäßig die Heilkur mit Lapachotee durch(siehe Seite 54). Bewährt hat sich die Lapacho-Mate-Mischung (siehe Seite 54). Ergänzend können Sie Lapachotabletten oder -kapseln (siehe Seite 56) einnehmen.
- Bei allergischen Hautreaktionen stehen Lapachobäder, die Lapachoheilsalbe oder Lapachokompressen zur Verfügung. Details schlagen Sie unter dem jeweiligen Beschwerdebild nach. Auf Lapacho selbst sind nur in sehr seltenen Fällen allergische Reaktionen bekannt.

Was Sie außerdem tun können

»Die Haut ist der Spiegel der Seele« – speziell bei Hautallergien wird der psychosomatische Bezug immer deutlicher.

Natürlich sind die allergieauslösenden Substanzen zu meiden, was in der Praxis, beispielsweise bei Pollen, meist undurchführbar ist. Besser als antiallergische Medikamente, die etwa die Histaminausschüttung hemmen, wirken auf die Dauer eine gesunde Ernährung, viel Bewegung und wenig Stress. Neuerdings tritt die Betrachtung von Allergien als psychosomatische Krankheit immer stärker in den Vordergrund. Besonders bei Hautallergien soll eine gezielte psychotherapeutische Behandlung, verbunden mit dem Erlernen einer geeigneten Entspannungstechnik, schon vielen Menschen geholfen haben.

Anämie (Bluteisenarmut)

Typische Symptome der Anämie sind allgemeine Abgespanntheit oder das Chronische Müdigkeits-Syndrom (CMS). Die Ursachen können ganz verschieden liegen. In vielen Fällen ist aber das Problem im Magen-Darm-Trakt zu Hause: Geschwülste und kurzzeitige Blutungen führen zu Blutverlust. Außerdem kann ein geschwächter Darm das in der Nahrung enthaltene Eisen schlecht aufnehmen. Typisch ist die Anämie während der Schwangerschaft, nach der Geburt und nach chirurgischen Eingriffen. Lapacho hilft hier in mehrfacher Hinsicht: Zunächst können Sie mit dem Tee Ihren Darm entschlacken. Der Gerbstoffanteil in der Rinde trägt zur Heilung von blutenden Stellen und Geschwüren bei, der hohe Eisengehalt baut das Blut auf.

Warten Sie mit der Behandlung nicht so lange, bis akute Symptome auf einen Eisenmangel hinweisen. Täglich zwei Tassen Lapachotee haben eine vorbeugende Wirkung.

Lapachoheilanwendungen

- Führen Sie die Heilkur mit Lapachotee (siehe Seite 54) so lange durch, bis sich die Symptome dauerhaft bessern.
- Eine Darmsanierung mit Lapachotee (siehe Seite 49) kann den Darm wieder zu einer verbesserten Eisenaufnahme aus der Nahrung befähigen.
- Probieren Sie es doch einmal mit dem Lapachowein zur Blutstärkung (siehe Seite 58): Ein Likörglas täglich genügt.
- Bei akuten Beschwerden können Sie homöopathischen Lapacho (siehe Seite 60) einnehmen. Sprechen Sie vorher mit einem Heilpraktiker oder homöopathisch arbeitenden Arzt.

Blutbildungssaft für Anämiker

Dieser leckere Gemüsesaft hilft der Blutbildung auf die Sprünge: Geben Sie 250 Gramm frischen Spinat, eine Zwiebel, ein Stück Sellerie und etwas Petersilie getrennt in den Entsafter. Mischen Sie die gepressten Säfte zusammen. Verrühren Sie die Mischung und schmecken Sie sie vor dem Trinken mit Salz ab.

Was Sie außerdem tun können

Verzichten Sie besser auf chemische Eisenpräparate, da diese häufig zu Verstopfung führen und das Problem nicht an der Wurzel packen. Mit regelmäßigen Vitamin-C-Gaben können Sie die Aufnahmefähigkeit des Darms für Eisen steigern. Aus der Homöopathie hilft Ferrum phosphoricum D6.

Arthritis

Lapachotee wirkt entzündungshemmend bei Arthritis und lindert außerdem die Schmerzen, die diese Krankheit verursacht.

Arthritis ist eine Entzündung der Gelenke, die zu Schwellungen und großen Schmerzen führt – besonders wenn es sich um eine rheumatische Arthritis handelt. Inzwischen kennt man eine ganze Reihe von Arthritiserregern, die die Entzündung auslösen. In manchen Fällen kann es sich auch um die Folge einer Stoffwechselkrankheit wie etwa Gicht handeln. Zögern Sie bei einer akuten Arthritis auf keinen Fall damit, zum Arzt zu gehen. Durch die Behandlung in einem frühen Stadium können Sie vermeiden, dass die Beschwerden chronisch werden.

Lapacho unterstützt den Körper auch hier auf verschiedenen Ebenen: zunächst wirkt die Rinde entzündungshemmend, antibakteriell und -viral, man kann mit ihr also die Symptome direkt behandeln. Auf der anderen Seite erleichtern Sie Ihrem Organismus durch die entschlackende und immunstimulierende Wirkung des Tees die Arbeit.

Ein Erfahrungsbericht zur Arthritis

»Ich war mehr als skeptisch, als man mir sagte, Lapacho könne meine Arthritisschmerzen lindern. Ich konnte damals nicht länger als fünf Minuten auf einem harten Boden stehen, ohne starke Schmerzen zu bekommen. Seit ich regelmäßig Lapachotee trinke, kann ich bis zu drei Stunden schmerzfrei stehen. Mein Arzt teilte mir sogar mit, dass sich das Gewebe in meinen Hüften leicht regeneriert.«

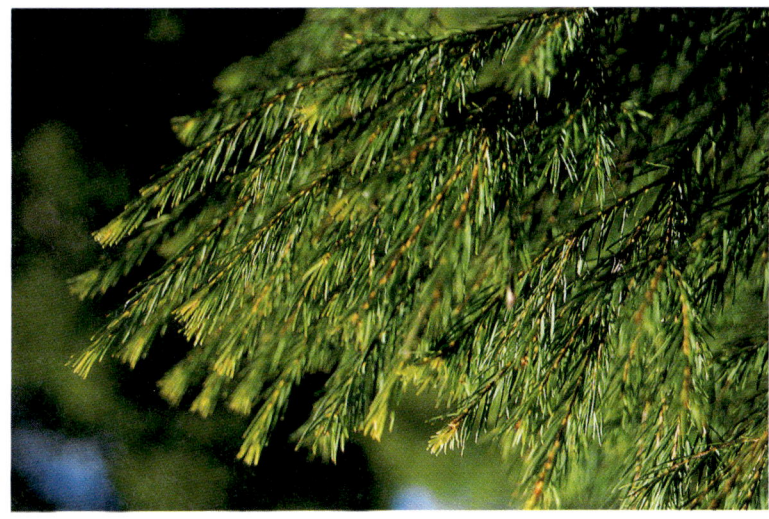

Das aus dem Teebaum gewonnene Öl wirkt antibiotisch und hilft in Verbindung mit Lapacho-Umschlägen, die sehr schmerzhafte Arthritis zu lindern.

Lapachoheilanwendungen

- Führen Sie regelmäßig eine Heilkur mit Lapachotee (siehe Seite 54) durch. Damit unterstützen Sie Ihr Immunsystem auch beim Kampf gegen die Arthritiserreger.
- Wenden Sie regelmäßig kalte Umschläge aus Lapachosud an (siehe Seite 64). Das verschafft meist rasch Erleichterung. Ersatzweise können Sie die betroffenen Stellen auch einfach mit dem erkalteten Sud waschen.
  Tipp: Versetzen Sie den Sud mit zehn Tropfen Teebaumöl – dessen antibiotischen Eigenschaften ergänzen sich gut mit denen der Lapachorinde.
- Reiben Sie die schmerzenden Stellen nach Rücksprache mit Ihrem Arzt mit der Lapachoheilsalbe (siehe Seite 63) oder der Lapachotinktur (siehe Seite 62) ein.

Was Sie außerdem tun können

Stellen Sie Ihre Nahrung auf möglichst fleischarme Kost um, denn in vielen Fällen haben die Beschwerden ihren Ursprung in einem Übermaß an tierischem Eiweiß.

Weitere Anwendungsformen sind kalte Auflagen aus Quark oder Heilerde, aufbereitet mit Lapachosud statt Wasser.

Wegen ihrer blutreinigenden Wirkung eignet sich zur Behandlung von Arthritis auch die Sarsaparillewurzel (siehe Seite 125).

Blasenentzündung

Die Zystitis, also Blasenentzündung und Blasenkatarrh, ist eine Erkrankung, unter der vor allem Frauen häufig leiden, da ihr Harnweg kürzer ist als der des Mannes. Man verspürt dabei einen ständigen Drang zum Wasserlassen, doch man scheidet stets nur recht geringe Mengen aus – und das unter stechenden Schmerzen. Auslöser sind Erreger, die durch den Harnweg in die Blase gelangen und sich dort vermehren.

Obwohl Sie eine Blasenentzündung durchaus ernst nehmen sollten, sind in den meisten Fällen keine Antibiotika nötig. Mit Lapachoanwendungen kann man sich wirksam helfen.

Lapachoheilanwendungen

Menschen, die unter starkem psychischen Druck stehen, sind für eine chronische Blasenentzündung besonders anfällig. Eine Ursache für die Erkrankung kann auch mangelnde Hygiene sein.

- Nehmen Sie ein- bis zweimal täglich ein extra warmes Lapachositzbad (siehe Seite 66). Das verschafft spürbare Erleichterung. Wenn Sie Zeit haben, stellen Sie sich einen speziellen Badezusatz her (siehe Kasten).

- Trinken Sie fleißig Lapachotee. Dosieren Sie die Rinde eher schwach, und trinken Sie dafür lieber etwas mehr (bis zwei Liter pro Tag).

- Probieren Sie es einmal mit homöopathischem Lapacho D1 (siehe Seite 61)

Badezusatz bei Blasenentzündung

Dieses Schaumbad kombiniert Naturheilmittel, die sich bei Blasenentzündung besonders bewährt haben:

- Bereiten Sie eine Lapachotinktur zu (siehe Seite 62).
- Verrühren Sie etwa zehn Minuten lang je 50 Milliliter Lapachotinktur, Preiselbeer- und Aloevera-Saft, 80 Gramm Betain, je 15 Tropfen Grapefruitkernextrakt und Melissenöl.
- Geben Sie von diesem Zusatz vier Esslöffel in ein Vollbad mit einer Temperatur von etwa 37 °C. Die Badedauer sollte 20 Minuten betragen.

Was Sie außerdem tun können

Natürlich sollten Sie gerade in der kalten Jahreszeit vorbeugend dafür sorgen, dass Ihr Unterleib immer warm gehalten ist. Überprüfen Sie bei wiederholten Blasenentzündungen, ob Sie Ihre Ernährung nicht vitaminreicher gestalten können. Hilfreich sind auch der Boldotee (siehe Seite 116) und der Damianatee (siehe Seite 117).

Bronchitis

Bronchitis wird als eine Entzündung der Bronchialschleimhaut definiert, die meist durch eine vom Nasen-Rachen-Raum auf die Bronchien übergreifende Virusinfektion verursacht wird. In manchen Fällen kann es durch das Einatmen von Rauch oder Staub, der die Schleimhäute reizt, zur Bronchitis kommen. Nicht umsonst sind Bergleute, aber auch Raucher besonders davon betroffen. Bronchitiserkrankungen führen vor allem in der Nacht zu häufigem Husten. Lapacho trägt zur Entspannung der Bronchien bei, wirkt antiviral und hilft auf lange Sicht durch seine immunstimulierende Wirkung.

Wenn Sie bereits das homöopathische Mittel Lapacho D1 hergestellt haben, probieren Sie aus, ob es die Heilung Ihrer Bronchitis unterstützen kann.

Lapachoheilanwendungen

- Trinken Sie täglich einen Liter Lapachotee über den Tag verteilt, vorzugsweise vor den Mahlzeiten. Damit helfen Sie Ihrem Immunsystem bei der Bekämpfung der Viren. Sie können den Tee mit Honig süßen, dem bei Erkrankungen der Atemwege ebenfalls eine Heilwirkung zugeschrieben wird. Durch den Zusatz von Matetee (siehe Seite 54) verstärken Sie diese Wirkung noch.
- Mit Lapachotee lässt sich auch ein Dampfbad machen. Gießen Sie dazu den heißen Tee in eine Schüssel, bedecken Sie den Kopf mit einem Handtuch, beugen Sie sich über die Schüssel, und atmen Sie die Dämpfe tief ein.
Geben Sie dem Inhalt noch etwas Salz zu – eine Wohltat für die Schleimhaut!

Überprüfen Sie die möglichen Ursachen für Ihre Bronchitis. Auch das Einatmen von Gasen gehört dazu.

Was Sie außerdem tun können

Eine Duftlampe auf dem Nachttisch, die Sie mit ätherischen Ölen wie Teebaum, Eukalyptus oder Latschenkiefer füllen, wirkt beruhigend auf die Atemwege. Mit den Ölen können Sie sich außerdem Brustwickel herstellen und diese über Nacht auflegen. Damiana-Inhalationen (siehe Seite 118) entspannen die Bronchien.

Candida albicans

Beschwerden wie chronische Müdigkeit, Migräne, Abgeschlagenheit, geringe Konzentrationsfähigkeit, Kurzatmigkeit, Überempfindlichkeit, Asthma, Allergien, die verschiedensten Entzündungen oder Herzprobleme treiben jährlich Tausende von Patienten in die Arztpraxen. In manchen Fällen kann man sie auf den tückischen Candida-albicans-Hefepilz zurückführen, der bei einem geschwächten Immunsystem die »gute« Darmflora überwuchert und schließlich von dort in die umliegenden Organe – Lunge, Herz oder Nieren – wandert. Zwar ist auch ein gesunder Darm vom Candida albicans besiedelt, doch kann sich der Pilz aufgrund einer gut funktionierenden Abwehr nicht ausbreiten.

Nur bei einem geschwächten Immunsystem hat der Hefepilz Candida albicans eine Chance, sich zu vermehren.

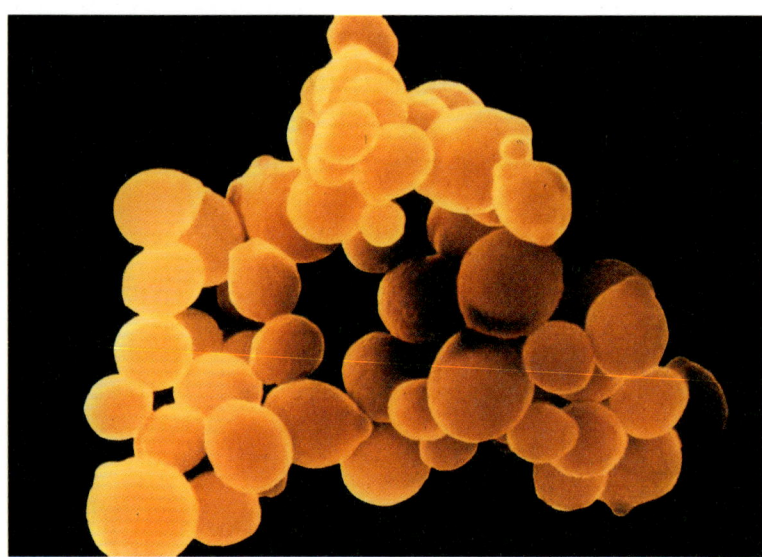

Nur unter dem Mikroskop wird der Hefepilz Candida albicans für das Auge erkennbar.

Die verschiedenen Unterarten dieses Pilzes richten bei einer Überwucherung beträchtliche Schäden im Organismus an. Manche Arten gehen speziell auf die Leber, andere lösen Allergien auf die unterschiedlichsten Stoffe aus, wieder andere bringen das hormonelle Gleichgewicht im Körper durcheinander und wirken sich so indirekt auch auf die Psyche aus.

Lapachotee gehört in der Naturheilkunde inzwischen zu den wichtigsten Mitteln gegen den Hefepilz. In den USA gibt es ein eigenes Magazin für Candida-Patienten, in dem laufend Erfahrungsberichte von erfolgreichen Behandlungen mit Lapacho erscheinen.

Grundlage der Heilwirkung ist in diesem Fall mit Sicherheit die darmreinigende Wirkung des Tees. Aber auch seine antibiotischen Eigenschaften sollte man im Kampf gegen den Pilz auf keinen Fall unterschätzen.

Lapachoheilanwendungen

- Jeder Heilpraktiker wird Ihnen bei Candida albicans dringend zu einer Darmsanierung raten. Die Lapacho-Darm-Kur (siehe Seite 47) ist bestens dazu geeignet.
- Da eine Candida-Infektion nicht von heute auf morgen behoben ist, empfiehlt sich die regelmäßige Durchführung der Heilkur mit Lapachotee (siehe Seite 54), mindestens über ein Jahr hinweg. Auch wenn der Pilz »besiegt« ist, sollten Sie die Kur nicht sofort absetzen.
- Alternativ können Sie selbstverständlich auch Lapachotabletten oder -kapseln (siehe Seite 56) einnehmen. Auch die Lapachoimmuntropfen (siehe Seite 56) empfehlen sich.

In seltenen Fällen kann Lapachotee bei Allergikern zu Unverträglichkeitsreaktionen führen. Trifft dies bei Ihnen zu, sollten Sie die Behandlung zunächst mit sehr kleinen Dosen angehen. Beginnen Sie also beispielsweise mit einer halben Tasse Lapachotee pro Tag, und steigern Sie die Dosis schrittweise auf die empfohlene Menge. Einen Versuch wert ist natürlich auch die Einnahme von homöopathischem Lapacho (D1 oder D2).

Innerliche Pilzinfektionen haben erheblich zugenommen. Allein in Deutschland werden jährlich rund 25 000 schwere Fälle bekannt. Die Dunkelziffer ist weitaus höher.

Was Sie außerdem tun können

Die Infektion mit Candida albicans ist ein Problem, das Ihre gesamte Lebensweise betrifft. Auch nach einer erfolgreichen Behandlung sollten Sie unbedingt weiterhin auf eine gesunde Lebensweise achten, sonst ist der Pilz im Nu wieder da. Denken Sie darüber nach, was an Ihren Kräften zehrt, in welchem Ihrer Lebensbereiche sich »Stressherde« befinden, und überlegen Sie sich konkrete Schritte für Änderungen. Beachten Sie darüber hinaus die Tipps zur Stärkung des Immunsystems in diesem Buch (siehe ab Seite 42). Um eine erneute Infektion mit dem Hefepilz zu vermeiden, sollten Sie auch nach dem Abklingen der Symptome dem Lapachotee treu bleiben.

Die richtige Ernährung bei Candida-Infektionen

Wer an einer Candida-albicans-Infektion leidet, muss bei der Ernährung strenge Regeln beachten, denn nur so können Sie den Pilz im wahrsten Sinne des Wortes »aushungern«:

- Ernähren Sie sich hauptsächlich von frischem Gemüse und Salaten. Anstelle von Rohkost können Sie das Gemüse auch schonend garen.
- Verzichten Sie auf alle Arten von Zucker, einschließlich Honig, Traubenzucker, Süßstoff und Kandis. Auch Fruchtzucker gehört zu den Freunden des Pilzes. Süße Früchte sind also tabu.
- Ernähren Sie sich vorzugsweise mit den Feinden des Pilzes – Sauerkraut, Lauch, Zwiebeln, Buttermilch und Naturjogurt.
- Trinken Sie jeden Tag viel Mineralwasser, Lapachotee oder Matetee. Auf Kaffee und schwarzen Tee gilt es besser zu verzichten.
- Meiden Sie auf jeden Fall weiße Mehlsorten, und vergessen Sie nicht, dass diese – ähnlich wie Zucker – in allerhand industriell hergestellten Lebensmitteln enthalten sind. Selbst mit Vollkornprodukten sollten Sie sparsam umgehen, denn sie wirken im Darm säurebildend, auch wenn sie andererseits wichtige Ballaststoffe liefern.

Schwangere sowie Personen, die über lange Zeit Antibiotika einnehmen mussten, sind besonders anfällig für Pilzerkrankungen.

Darmbeschwerden

Darmbeschwerden sind eine Zivilisationskrankheit. Chronische Verstopfung, mangelnde Verdauung, unregelmäßiger Stuhlgang und sporadische Durchfälle gehören für die meisten Menschen heute zu den alltäglichen Übeln, mit denen sie sich meist schon arrangiert haben. In Wirklichkeit handelt es sich dabei um Warnsignale: Unser Stoffwechsel ist gestört, der Verbreitung von schädlichen Pilzen sind Tür und Tor geöffnet, der geschwächte Darm ist Bakterien und Pilzen ausgeliefert. Nicht selten kommt es zu Darmentzündungen mit heftigen Durchfällen.

Lapacho ist ein Darmspezialist unter den Naturheilmitteln. Er wirkt derart ausgleichend auf dem Darm, dass er nach Erfahrungsberichten sowohl bei chronischer Verstopfung als auch bei chronischem Durchfall geholfen hat – und das oft nach jahrelangen Beschwerden. Zurückzuführen sind diese Erfolge auf die darmreinigende und antibiotische Wirkung der Lapachorinde. Durch den hohen Gerbstoffgehalt im Tee werden die angegriffenen Darmschleimhäute rasch geheilt.

Häufig ist mangelnde Bewegung eine Ursache für Darmerkrankungen. Menschen, die ihre Tätigkeit überwiegend im Sitzen ausführen, sollten sich in ihrer Freizeit daher unbedingt einen Ausgleichssport suchen.

Lapachoheilanwendungen

- Trinken Sie täglich einen Liter ungesüßten Lapachotee. Bei chronischen Symptomen sollten Sie regelmäßig eine Heilkur mit Lapachotee durchführen (siehe Seite 54).
- Bevor Sie eine Fastenkur beginnen, um den Darm auf Vordermann zu bringen, sollten Sie eine Darmsanierung durchführen, da der Darm sonst mangels Nährstoffzufuhr auf die eingelagerten Giftstoffe zurückgreift und diese in den Stoffwechsel einbringt. Zur Lapacho-Darm-Kur siehe Seite 47.

Der aus Chile stammende Boldotee (siehe Seite 116) hilft bei krampfartigen Darmbeschwerden.

Was Sie außerdem tun können

Auch der Kombucha-Tee-Pilz fördert die Regeneration der Darmflora. Bei Darmträgheit helfen Aloevera-Saft oder -Gel sowie Weizengrassaft. Grüner Tee wirkt ähnlich wie Lapacho regulierend auf den Darm.

Diabetes

Diabetiker müssen ihr ganzes Leben und vor allem ihren Speiseplan strikt auf die Krankheit einstellen. Dabei ist Zucker in jeder Form zu meiden.

Diabetes ist eine typische Stoffwechselkrankheit. Beim gesunden Menschen sondert die Bauchspeicheldrüse nach dem Essen Insulin ab, um den Blutzuckerspiegel zu regulieren. Sinkt der Blutzuckerspiegel erneut unter ein bestimmtes Niveau, stellt sich wieder Hunger ein. Bei Diabetikern reicht das produzierte Insulin zur Erfüllung dieser Funktion nicht mehr aus: Es muss von außen zugeführt werden. Je früher man Diabetes erkennt, desto besser lässt es sich behandeln. In jedem Fall muss dies von einem Arzt vorgenommen werden. Lapacho hat schon zahlreichen Diabetikern als Begleittherapie geholfen. In São Paulo wurde Lapacho sogar im Krankenhaus an Diabetiker verabreicht. Offensichtlich hemmen seine Wirkstoffe die Aufnahme von Glukose im Darm und entlasten damit die Bauchspeicheldrüse. Außerdem ist das in der Rinde enthaltene Mineral Zink wichtig für die Speicherung von Insulin in der Bauchspeicheldrüse.

Heilanwendungen mit Lapacho

■ Trinken Sie täglich einen Liter ungesüßten Lapachotee. Die Einnahme sollte kontinuierlich erfolgen, möglicherweise über Jahre. Die Mischung mit Matetee (siehe Seite 54) hat sich bei Diabetes besonders bewährt.

Muskelarbeit wirkt in der Regel blutzuckersenkend. Daher ist Sport ein wichtiger Teil der Diabetestherapie.

■ Sollten Sie auf Dauer des Tees überdrüssig werden, können Sie zeitweise auf Grünen Tee umsteigen, der bei Diabetes ebenfalls gute Dienste leistet, und währenddessen Lapacho in Form von Kapseln oder Tabletten einnehmen.

Was Sie außerdem tun können

Schwarzkümmelpräparate zeigen bei Diabetes eine gute Wirkung. In Absprache mit Ihrem Arzt können Sie täglich drei Gramm Schwarzkümmelöl oder zwei Kapseln einnehmen. Weitere wichtige Maßnahmen im Kampf gegen Diabetes sind regelmäßiger Sport, die Vermeidung von Stress sowie, wenn nötig, eine kräftige Reduzierung des Körpergewichtes.

Ekzeme

Ekzeme sind Entzündungen im Bereich der oberen Hautschichten, die in Schwellungen, Bläschen und Knötchen sowie einer schuppenden, nässenden Haut sichtbar werden. Meist geht ein starker Juckreiz von den betroffenen Hautstellen aus. In vielen Fällen ist die Ursache für die Entstehung von Ekzemen eine allergische Reaktion, bei der sich die Rötungen innerhalb von Minuten bilden können. Die Behandlung ist oft sehr langwierig, Antibiotika und Kortisonpräparate führen nicht immer zum gewünschten Erfolg.

Lapacho kann bei Ekzemen wegen seiner antiallergischen, antiviralen und hautfreundlichen Wirkung gute Dienste leisten. Außerdem hilft der Tee, das Immunsystem zu stabilisieren und bekämpft damit nicht nur die Symptome, sondern die tieferliegenden Ursachen der Hautstörung.

Scharfe Desinfektionsmittel und übertrieben häufiges Händewaschen kann Ekzeme hervorrufen, da der natürliche Säuremantel der Haut zerstört wird.

Gerade bei Babies und Kleinkindern, die unter Ekzemen leiden, empfiehlt sich die äußerliche Behandlung mit der juckreizstillenden Lapachotinktur.

Lapachoheilanwendungen

■ Die betroffenen Hautstellen können Sie ganz einfach mit einem erkalteten Lapachoteebeutel abtupfen. Alternativ empfiehlt es sich, die erkrankte Haut mit Lapachotinktur zu bestreichen (siehe Seite 62) oder Lapachosalbe aufzutragen (siehe Seite 63).

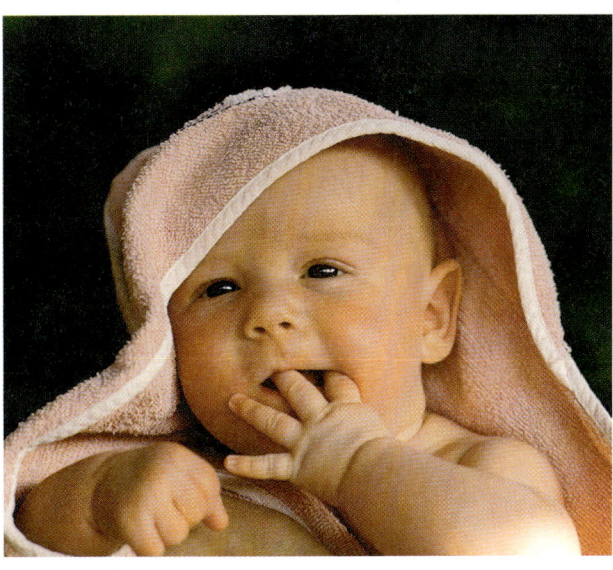

■ Trinken Sie bis nach Abklingen der Symptome, gegebenenfalls über Monate hinweg, täglich einen Liter ungesüßten Lapachotee, den Sie mit Matetee mischen können (siehe Seite 54). Das reinigt das Blut und stimuliert das Immunsystem.

■ Bei besonders hartnäckigen Ekzemen sollten Sie über eine

Lapacho-Darm-Kur (siehe Seite 47) nachdenken, denn die Ursache für viele Ekzeme liegt in Stoffwechselstörungen begründet, für die wiederum ein überlasteter Darm verantwortlich ist.

■ Homöopathischer Lapacho kann eventuell gute Dienste leisten (siehe Seite 61).

■ Vor allem wenn sich die Ekzeme an verschiedenen Stellen des Körpers befinden, lohnt es sich, regelmäßig ein warmes Lapachovollbad zu nehmen (siehe Seite 65). Es empfiehlt sich die Zugabe einiger Tropfen Teebaum- und/oder Schwarzkümmelöl.

Was Sie außerdem tun können

Wenn Sie von hartnäckigen Ekzemen geplagt werden, sollten Sie durch eine Weglassdiät überprüfen, ob Sie gegen bestimmte Nahrungsmittel allergisch sind. Ekzeme sind außerdem als ein Signal des Körpers zu verstehen, dass an der Lebensweise etwas nicht stimmt. Fragen Sie sich also, wieviel Rohkost Sie regelmäßig essen, ob Sie belastendem Stress ausgesetzt sind oder ob Sie sich zu wenig bewegen. Der Tee aus der Sarsaparillewurzel (siehe Seite 123) hat sich wegen seiner blutreinigenden Eigenschaften bei Ekzemen ebenfalls bewährt.

Fußpilz und Hautpilz

Grapefruitkernextrakt, der verdünnt mit Trägerölen auf die betroffenen Hautstellen aufgetragen wird, lässt Ekzeme schnell abklingen.

Pilze greifen am ehesten Hautpartien an, an denen ein feuchtwarmes Klima herrscht. Betroffen sind also besonders der Bereich der Achseln, der Genital- und Analbereich sowie die Füße – vor allem dann, wenn man häufig luftundurchlässiges Schuhwerk wie etwa Turnschuhe trägt. Im letzteren Fall breiten sich bestimmte Fadenpilzarten vom Zehenzwischenraum auf die Fußsohle und die Fußnägel aus. Die Haut wird durch den Pilz rissig, es kommt zur Blasenbildung, und die befallenen Hautpartien brennen. Lapacho ist durch seine antimykotischen (pilzabtötenden) Eigenschaften bei diesem Krankheitsbild besonders wirksam.

Lapachoheilanwendungen

- Baden Sie die betroffenen Stellen mehrmals täglich in einem kräftigen Absud aus der Lapachorinde. Anschließend muss die Haut vollständig an der Luft abtrocknen, bevor sie wieder mit Kleidung oder Schuhwerk bedeckt wird.
- Bei starkem Juckreiz tragen Sie nach dem Bad auf die betroffenen gut getrockneten Stellen dreimal täglich einige Tropfen Lapachotinktur (siehe Seite 62) oder Lapachoheilsalbe (siehe Seite 63) auf.
- Ist der Hautpilz besonders hartnäckig, oder tritt er immer wieder auf, empfiehlt sich eine Heilkur mit Lapachotee (siehe Seite 54) zur nachhaltigen Stärkung des Immunsystems.

Schwimmbäder, Umkleidekabinen, Duschkabinen oder Saunen sind der ideale Nährboden für Pilze. Vergessen Sie daher nicht: stets Badeschuhe tragen!

Was Sie außerdem tun können

Massieren Sie die betroffenen Hautstellen regelmäßig mit einer pilzfeindlichen Ölmischung: Geben Sie auf 100 Milliliter Olivenöl je fünf Tropfen Teebaumöl, Myrrhe und Thymian. Des Weiteren ist unbedingt auf sorgfältige Körperhygiene und luftdurchlässige Kleidung zu achten.

Gastritis

Gastritis ist eine Entzündung der Magenschleimhaut, die in den meisten Fällen von dem Virus Helicobacter pylori ausgelöst wird. Der Körper reagiert mit einer überhöhten Produktion von Magensäure. Gastritis-Patienten leiden unter einem ständigen Völlegefühl, häufigem Aufstoßen, einer belegten Zunge und Appetitlosigkeit. Lapachotee wirkt gegen den Virus, beruhigt die gereizte Schleimhaut und stärkt das Immunsystem. In der südamerikanischen Pflanzenheilkunde gilt er als eines der wichtigsten Heilmittel gegen Gastrirtis.

Bei wiederkehrenden Magenbeschwerden sollte vom Arzt unbedingt abgeklärt werden, ob eine Helicobacter-Infektion vorliegt.

Lapachoheilanwendungen

- Trinken Sie über mehrere Wochen hinweg mindestens einen Liter Lapachotee über den Tag verteilt, am besten vor den

Das breite Beschwerdebild macht es dem Arzt nicht immer leicht, eine Magenschleimhautentzündung festzustellen. Und auch was die Behandlung und Heilung angeht, bleibt die Medizin eine überzeugende Antwort schuldig.

Mahlzeiten. In vielen Fällen ist eine regelmäßige Heilkur mit Lapachotee (siehe Seite 54) angeraten, um das Immunsystem gründlich zu sanieren.

■ Sollten Sie die Einnahme des Tees über einen längeren Zeitraum unterbrechen wollen, greifen Sie auf Tabletten oder Kapseln zurück (siehe Seite 56).

Was Sie außerdem tun können

Bei Gastritis müssen Sie Ihre Ernährung auf leichtverdauliche Kost umstellen. Meiden Sie also stark gewürzte, fettige Speisen, Alkohol und Nikotin. Auch Stress wirkt sich negativ auf den Magen aus. In Südamerika wird Gastritis auch mit Anguraté (siehe Seite 116) und Sarsaparille (siehe Seite 123) behandelt.

Grippe

Grippe ist die am weitesten verbreitete Infektionskrankheit, die durch Viren ausgelöst wird. Die Übertragung erfolgt dabei durch eine Tröpfcheninfektion. Eine Grippeimpfung schützt zwar vor bestimmten Virusarten, kann aber keinen hundertprozentigen Schutz bieten, da die Viren ständig mutieren. Am zuverlässigsten ist nach wie vor ein intaktes Immunsystem.

Lapacho stärkt die Abwehrkräfte, tötet Viren ab und lindert verschiedene Begleiterscheinungen der Grippe wie Fieber, Halsweh und Husten. Der Tee ersetzt nicht zuletzt die vom Körper während einer Grippe dringend benötigte Flüssigkeit und damit einen großen Teil der durch das Schwitzen mit ausgeschiedenen Mineralstoffe.

Lapachoheilanwendungen

Ist das Immunsystem intakt, dauert eine akute Grippe im Durchschnitt etwa sieben Tage.

■ Trinken Sie bei den ersten Anzeichen einer Grippe (Gliederschmerzen, Erkältungssymptome, Abgeschlagenheit) und während der Erkrankung täglich einen Liter Lapachotee. Der Tee kann nach Belieben mit Honig gesüßt werden, dessen antibakteriellen Eigenschaften ebenfalls positiv wirken.

- Probieren Sie es doch einmal mit dem Anti-Grippe-Wein (siehe Seite 58).
- Zusätzlich helfen vor allem in der Anfangsphase die Lapachoimmuntropfen (siehe Seite 56).
- Ein heißes Lapachovollbad (siehe Seite 65) hilft nicht nur, die Viren auszuschwitzen. Auch über die Haut und durch das Einatmen der Dämpfe führen Sie Ihrem Körper die Lapachowirkstoffe zu.
- Probieren Sie gegebenenfalls homöopathischen Lapacho (D1) aus (siehe Seite 61).
- Falls Sie häufiger als einmal im Jahr von der Grippe heimgesucht werden, sollten Sie etwas für Ihr Immunsystem tun. Besonders die Lapacho-Darm-Kur (siehe Seite 47), mit der Sie eine der wichtigsten Stützen Ihrer Körperabwehr sanieren, ist dazu geeignet.

Was Sie außerdem tun können

Grippe kuriert man am besten mit strenger Bettruhe und fleißigem Trinken aus. Vor allem wenn Sie Fieber haben, ist es mit den üblichen zwei Litern täglich nicht getan. Kombinieren Sie also Ihre Lapachoeinnahme mit Grünem Tee, Matetee oder einfach mit Mineralwasser. Auch ein Vitamin-C-reicher Fruchtsaftcocktail kann die Besserung beschleunigen. Bei starkem Schnupfen sind Lapachodampfbäder mit etwas Kamille angezeigt.

Neben den Lapachoimmuntropfen eignet sich der Extrakt aus dem Roten Sonnenhut hervorragend zur Grippeprophylaxe. Entsprechende Präparate sind in Form von Tabletten, Tee oder Tropfen in der Apotheke erhältlich.

Gürtelrose

Die Gürtelrose ist eine Nervenentzündung, die durch den Herpes-zoster-Virus ausgelöst wird. Die Haut rötet sich im betroffenen Bereich stark, es bilden sich kleine Blasen, und es kommt zu starken Schmerzen. In manchen Fällen bilden sich ganze Ansammlungen von Bläschen. Lapacho hat sich, wie man aus unzähligen Erfahrungsberichten entnehmen kann, gerade im Kampf gegen den Herpes-zoster-Virus als sehr wirksam erwiesen. Außerdem verringert der Tee nachhaltig die Schmerzen.

Lapachoheilanwendungen

Fieber ist eine natürliche Reaktion des Körpers und sollte nicht unterdrückt werden. Erst wenn die Temperatur über 39 °C steigt, sind fiebersenkende Maßnahmen nötig.

- Tupfen Sie die betroffenen Hautstellen regelmäßig mit einem feuchten Lapachoteebeutel ab, oder behandeln Sie sie mit der Lapachotinktur (siehe Seite 62).
- Trinken Sie täglich einen Liter Lapachotee vor den Mahlzeiten. Da die Gürtelrose meist eine langwierige Angelegenheit ist, empfiehlt sich eine Heilkur mit Lapachotee (siehe Seite 54), die Sie mit der Einnahme von Lapachotabletten oder -kapseln (siehe Seite 56) kombinieren können. In den Wochen ohne Lapachotee trinken Sie Sarsaparille-Tee (siehe Seite 123).

Was Sie außerdem tun können

Mit grünem Blattgemüse und Vollkornprodukten führen Sie Ihrem Körper das bei Gürtelrose benötigte Zink und Selen in ausreichender Menge zu.

Halsschmerzen

Heißer Lapachotee hat eine entzündungshemmende und daher wohltuend lindernde Wirkung bei Halsschmerzen.

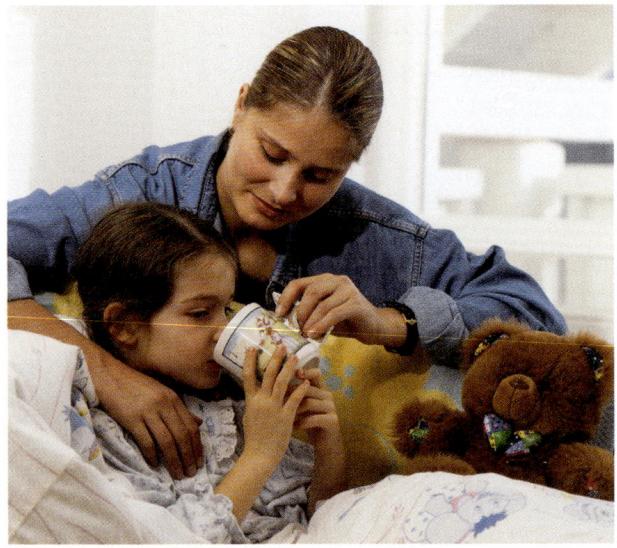

Gegen Halsschmerzen wird in der Apotheke eine ganze Armee an Lutschtabletten und Gurgellösungen angeboten, deren Wirksamkeit oft nicht über die eines Placebos hinausgeht. Lapachotee kann durch seinen Gehalt an Tanninen (Gerbstoffen) die gereizte Rachenschleimhaut heilen und durch seine immunstimulierende und antivirale Wirkung die Beschwerden von innen lindern.

Lapachoheilanwendungen

- Gurgeln Sie mehrmals täglich etwa fünf Minuten mit lauwarmem, ungesüßtem Lapachotee.
- Trinken Sie täglich einen Liter des Tees, nach Belieben mit

Honig gesüßt. Als besonders wirksam bei Halsschmerzen hat sich die Lapacho-Mate-Mischung (siehe Seite 54) erwiesen.

■ Da Halsschmerzen häufig Vorboten von Infekten der Atemwege sind, empfiehlt sich die Einnahme der Lapachoimmuntropfen (siehe Seite 56).

Was Sie außerdem tun können

Sorgen Sie für ausreichend Luftfeuchtigkeit, etwa indem Sie eine Schale mit Wasser auf die Fensterbank stellen. Dies gilt vor allem für geheizte Räume. Eine Duftlampe mit Teebaum- oder Eukalyptusöl kann zusätzlich Erleichterung verschaffen. Verzichten Sie auf jeglichen Tabakgenuss und meiden Sie Räume, in denen geraucht wird.

Wirksame Mittel aus der Kräuterapotheke sind bei Halsschmerzen Ackerschachtelhalm, Thymian, Salbei und Spitzwegerich.

Hämorrhoiden

Hämorrhoiden entstehen durch eine »sitzende Lebensweise«, sie sind also eine typische Zivilisationskrankheit: Die Venen im Afterbereich erweitern sich und schwellen an. Die Schleimhaut wird gereizt und entzündet sich teilweise, es kommt zu einem unangenehmen Jucken und Brennen. Übergewicht und chronische Verstopfung führen zu einer Verschlimmerung des Leidens. Lapacho hemmt die Entzündung der Schleimhaut, lindert die Schmerzen und reguliert die Verdauung, was indirekt der Heilung zugute kommt.

Lapachoheilanwendungen

■ Nehmen Sie möglichst regelmäßig kalte Lapachositzbäder (siehe Seite 66).

■ Lassen Sie die Haut nach dem Sitzbad an der Luft völlig abtrocknen, und behandeln Sie die betroffenen Stellen mit der Lapachoheilsalbe (siehe Seite 63).

■ Betupfen Sie die Hämorrhoiden mit einem erkalteten Lapachoteebeutel, oder wenden Sie einen Lapachoumschlag an (siehe Seite 64).

Bei Hämorrhoiden hat sich folgendes Hausmittel bewährt: Tauchen Sie ein mehrfach gefaltetes Tuch in kaltes Wasser (oder kalten Lapachotee), und setzen Sie sich für etwa 20 Minuten unbekleidet darauf. Es wirkt wie ein Wickel.

■ Falls Ihre Beschwerden mit einer chronischen Verstopfung einhergehen, ist eine Lapacho-Darm-Kur (siehe Seite 47) zur Darmsanierung und Regulierung der Verdauung sehr zu empfehlen. Auch die Mischung mit Matetee (siehe Seite 54) hat sich bei Hämorrhoiden bewährt.

Was Sie außerdem tun können

Die Lapachotherapie lässt sich ideal mit Teebaumöl ergänzen. Geben Sie einfach allen Anwendungen einige Tropfen des Öls zu. Generell sollten Sie Ihre Ernährung so umstellen, dass Sie einen weichen Stuhlgang haben. Dies funktioniert vor allem mit frischem Obst (außer Bananen) und ballaststoffreicher Kost. Versuchen Sie, mit viel Bewegung etwas gegen die überwiegend sitzende Lebensweise zu tun.

Knochenentzündung

Die Knochenentzündung (Osteomyelitis) wird von verschiedenen Bakterienstämmen ausgelöst, die beispielsweise über offene Wunden oder bei Operationen direkt zum Knochen gelangen. Im umgebenden Gewebe bilden sich Abszesse, die gegen die Nerven drücken. Aus diesem Grund kann eine Knochenentzündung sehr schmerzhaft sein. Lapacho hat bei diesem Krankheitsbild bereits in vielen Fällen nachhaltig geholfen – aufgrund seiner entzündungshemmenden und antibiotischen Eigenschaften. Ebenfalls nicht zu unterschätzen ist die schmerzlindernde Wirkung des Lapachotees.

Seine antiinflammatorische, antibiotische und schmerzlindernde Wirkung prädestinieren Lapacho zum Einsatz bei Entzündungen.

Lapachoheilanwendungen

■ Wenden Sie an den entzündeten Stellen warme Lapacho-kompressen an (siehe Seite 64).

■ Regelmäßige Lapachovollbäder (siehe Seite 65) können rasche Erleichterung verschaffen.

■ Reiben Sie schmerzende Stellen mit der Lapachoheilsalbe (siehe Seite 63) oder der Lapachotinktur (siehe Seite 62) ein.

- Trinken Sie täglich einen Liter Lapachotee, bis die Symptome vollständig verschwunden sind. Bei schwereren Fällen empfiehlt sich eine Heilkur mit Lapachotee (siehe Seite 54).

Was Sie außerdem tun können

Eine Knochenentzündung gehört unbedingt in ärztliche Behandlung! Zypresse als Homöopathikum (Cupressus sempervivens D6) kann bei Knochenentzündungen eine hervorragende Wirkung entfalten.

Krampfadern

Krampfadern entstehen, wenn das Blut aus den Venen (meist sind die Beine betroffen) nicht mehr vollständig abtransportiert wird, die Venen sich im Anschluss erweitern und knotenförmig nach außen treten. Die Ursachen können ganz verschieden sein: Ein geschwächtes Bindegewebe, das auch ererbt sein kann, Bewegungsmangel, Übergewicht und Venenentzündungen. Auch die hormonellen Veränderungen während einer Schwangerschaft kommen als Ursache in Frage. Mit zunehmendem Alter wächst natürlicherweise die Neigung zu Krampfadern.

Lapachoheilanwendungen

- Die Lapachoheilsalbe (siehe Seite 63) hat sich bei Krampfadern als sehr wirksam erwiesen. Massieren Sie die Problemzonen zwei- bis dreimal täglich mit der Salbe ein. Die Adern sollten dabei in Richtung Herz ausgestrichen werden.
- Nehmen Sie regelmäßig ein kaltes oder lauwarmes Lapachovollbad (siehe Seite 65).
- Wohltuend wirken auch kalte Lapachobeinwickel. Geben Sie auf einen Viertelliter Lapachoabsud zwei Esslöffel Heilerde, und tränken Sie ein Handtuch darin. Wringen Sie dieses aus, und legen Sie es um die betroffenen Stellen am Bein. Wenn Sie den Wickel mit trockenen Tüchern abdecken, können Sie ihn die ganze Nacht über einwirken lassen.

In homöopathischer Aufbereitung hat sich Schafgarbe (Millefolium) in den Potenzen D1 bis D6 bei Krampfadern bewährt.

Was Sie außerdem tun können

Für das Wasser-treten nach Kneipp füllen Sie die Badewanne mit kaltem Wasser. Gehen Sie zwei bis drei Minuten darin auf und ab, wobei Sie einen Fuß stets ganz aus dem Wasser heben.

Gegen Krampfadern haben sich Kneippsche Wasseranwendungen bewährt. Da Flavonoide die Wände der Blutgefäße stärken, sollten Sie reichlich Kirschen, Brombeeren und Pflaumen essen. Am wichtigsten ist aber die Prophylaxe: Durch viel Bewegung lassen sich Krampfadern in den meisten Fällen vermeiden. Falls sich die Verdickungen gerade abzeichnen, suchen Sie sich eine Sportart mit viel Beineinsatz aus. Regelmäßiges Rad fahren oder Schwimmen beugt nicht nur Krampfadern vor, sondern ist eine Wohltat für den ganzen Körper.

Krebs

Krebs dient als ein Sammelbegriff für Veränderungen im Organismus, bei denen es zum unkontrollierten Wachstum bösartiger Zellen kommt, die das gesunde Körpergewebe schrittweise verdrängen und vernichten. Krebs ist letztlich auch die Folge eines geschwächten Immunsystems, denn Tumorzellen bilden sich auch im gesunden Organismus laufend, werden aber von einem intakten Immunsystem durch Fresszellen vernichtet.

Lapachotee aktiviert das Immunsystem und die Selbstheilungskräfte des Körpers und kann so die Behandlung eines Tumors positiv beeinflussen.

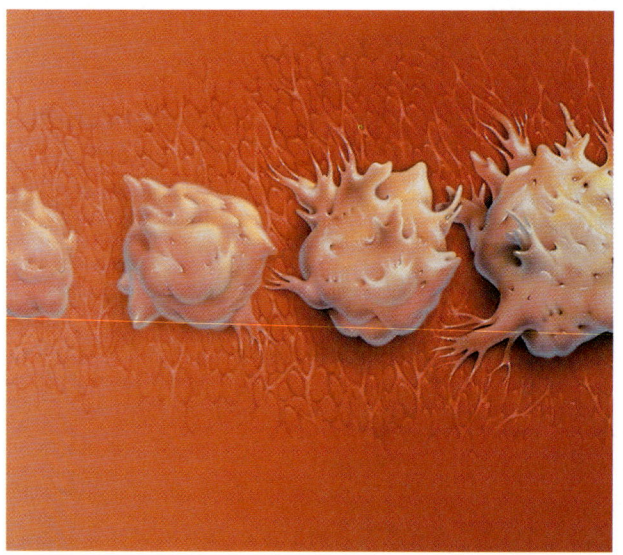

Wie im Kapitel »Lapacho erobert die Welt« (siehe ab Seite 11) bereits erwähnt, haben Berichte über Krebsheilungen durch die Einnahme von Lapachotee in der ganzen Welt großes Aufsehen erregt. Dabei muss man allerdings berücksichtigen, dass jeder Fall anders gelagert ist. Außerdem haben Krebskranke, die Lapachotee eingenommen haben, selbstverständlich auf zahlreiche andere Heilmittel zurückgegriffen, sodass man diese Aussagen relativieren muss.

Die wissenschaftlichen Untersuchungen zum Thema Krebsheilung mit Lapacho konzentrierten sich bisher auf das Lapachol, die als Hauptwirkstoff identifizierte Substanz. Tatsächlich wurde bei Mäusen eine Tumor hemmende Eigenschaft festgestellt. Ob diese Ergebnisse allerdings auf den Menschen übertragbar sind, bleibt dahingestellt.

Lapachol hungert die Krebszellen aus

Die Wirkungsweise von Lapachol wird wie folgt beschrieben: Der Energiehaushalt einer Zelle hängt von zwei eng miteinander verkuppelten Prozessen ab: der Aufspaltung der Glukose und der Produktion des energieliefernden Moleküls ATP (Adenosintriphosphat). Beim ersten Prozess werden Elektronen frei, die beim zweiten Prozess benötigt werden. Lapachol scheint nun diese Verbindung in mehreren Stadien des Prozesses zu lösen, allerdings ausschließlich bei Krebszellen. Diese werden also im wahrsten Sinne des Wortes ausgehungert. Darüber hinaus hemmt Lapachol die Produktion des Enzyms ATP-ase, das die letzte Stufe zur ATP-Produktion auslöst.

Die Tumor hemmende Wirkung des Lapachol ist bis heute am Menschen nicht getestet worden.

Lapacho mobilisiert die Selbstheilungskräfte

Am wichtigsten scheint bei Krebspatienten die naturheilkundliche Komponente der Lapachotherapie: Durch die Stimulierung des Immunsystems, die Reinigung des Darms und die Sanierung der Darmflora sowie durch eine Verbesserung des psychischen Zustands (vor allem weil Lapacho die Schmerzen lindert) schafft der Tee die besten Voraussetzungen für den Körper, seine Selbstheilungskräfte zu mobilisieren. Zusätzlich hilft Lapacho, die negativen Nebenwirkungen einer Chemotherapie besser zu verarbeiten: Er heilt die gereizten Schleimhäute, die Leber wird entgiftet und freie Radikale werden durch ein potenteres Immunsystem unschädlich gemacht. Nicht zuletzt erhöhen die im Lapacho enthaltenen Wirkstoffe nachgewiesenermaßen die Sauerstoffaufnahme der roten Blutkörperchen und stärken damit ganz erheblich den Stoffwechsel.

Wissenschaftler gehen davon aus, dass schädliche Umwelteinflüsse und die Ernährung mögliche Ursachen für Krebserkrankungen darstellen.

Erfahrungsberichte zur Lapachoanwendung bei Krebs

Erfahrungsberichte zu Krebsheilungen liegen beispielsweise über Brustkrebs, Gebärmutterkrebs, Gehirntumoren, Leukämie, Prostata-, Blasen-, Lungen-, Haut- und Leberkrebs vor. Hier eine kleine Auswahl:

➤ **Gehirntumor**

In Vancouver wurde bei einem 20-jährigen ein schnell wachsender Gehirntumor festgestellt. Eine Strahlentherapie musste nach kurzer Zeit wegen seines geschwächten Zustandes eingestellt werden. Nach der Einnahme von Lapachotee bildete sich der Tumor zurück.

➤ **Eileiter-, Darm- und Leberkrebs**

Bei einer Frau in den USA diagnostizierte der Arzt bei einer Routineuntersuchung Eileiter-, Darm- und Leberkrebs. Man sagte ihr, sie habe noch vier bis sechs Monate zu leben. Die Frau begann eine Chemotherapie, nahm aber zusätzlich Lapachotee, Aloevera-Saft und verschiedene Vitamine ein. Nach elf Monaten stellten die Ärzte eine vollständige Remission fest.

➤ **Gebärmutterkrebs**

Eine Frau in Brasilien litt unter Gebärmutterkrebs im fortgeschrittenen Stadium. Durch Zufall kam sie auf Lapachotee. Schon nach zehn Tagen Einnahme hörten die ständigen Blutungen auf, und die Schmerzen verschwanden. Einige Zeit später erklärte sie ihr Arzt für geheilt.

➤ **Prostatakrebs**

Ein Mann aus Florida kam auf den Lapachotee, nachdem er bereits seit einem Jahr an Prostatakrebs litt. Er verzichtete außerdem auf Zucker und nahm Vitamine und Mineralien ein. Nach einem Jahr konnte eine hundertprozentige Remission festgestellt werden.

➤ **Blasenkrebs**

Einem Amerikaner wurde 1991 die verkrebste Blase operativ entfernt. Kurz darauf tauchten Metastasen im Dickdarm auf, und er erhielt Bestrahlungen. Gleichzeitig trank er große Mengen Lapachotee. Einige Monate später waren die Metastasen verschwunden.

Je früher Krebs erkannt wird, desto besser lässt er sich behandeln. Nehmen Sie daher regelmäßig Ihre Vorsorgeuntersuchungen in Anspruch.

Lapacho bei Leukämie

Als besonders wirksam hat sich der Tee bei der Behandlung von Leukämie (Blutkrebs) erwiesen. Bei dieser Krankheit steigt die Anzahl der weißen Blutkörperchen auf ein Vielfaches des Normalwertes an. Die Ursachen für eine Leukämieerkrankung werden, ebenso wie bei anderen Krebsarten, in Umwelteinflüssen und Ernährung vermutet.

In Argentinien schlug der Bericht des Allgemeinarztes Dr. Prats Ruiz 1967 Wellen: Die fünfjährige María Adela Vera bekam im Juli einen niederschmetternden zytologischen Befund: drei Millionen Erythrozyten (rote Blutkörperchen), 149 000 Leukozyten, 60 000 Thrombozyten etc. Die Krankenhausärzte gaben das Kind daraufhin praktisch auf. Dr. Ruiz behandelte das Mädchen mit Tees und Elixieren aus der Lapachorinde. Drei Wochen später wurden bereits 3,8 Millionen, nach zwei Monaten 4,2 Millionen rote Blutkörperchen gezählt, und darüber hinaus 160 000 Thrombozyten festgestellt.

Gerade bei Leukämiefällen, aber auch bei allen anderen Krebsarten, wird immer wieder darauf hingewiesen, dass man die Therapie auch nach einer Remission auf keinen Fall einstellen sollte. In einer leicht reduzierten Dosis sollte der Tee gegebenenfalls sogar lebenslang eingenommen werden.

Lapacho ist für die Kallawaya-Heiler Boliviens eines der wichtigsten Heilmittel gegen Leukämie.

Lapachoheilanwendungen

■ Bei Krebs empfiehlt sich die regelmäßige Durchführung der Heilkur mit Lapachotee (siehe Seite 54). Über die Mengen streiten sich Experten wie Anwender. Im Normalfall wird täglich ein Liter des ungesüßten Tees vor den Mahlzeiten empfohlen. Manche Anwender schwören darauf, die Dosis durch die zusätzliche Einnahme von Lapachotabletten oder -kapseln (siehe Seite 56) zu erhöhen.

■ Besonders nach einer Chemo- oder Strahlentherapie ist die Lapacho-Darm-Kur (siehe Seite 47) zur Entgiftung von Darm und Leber sehr zu empfehlen. Sprechen Sie sich allerdings vorher mit dem behandelnden Arzt ab.

Neben Lapacho wird auch dem grünen Tee eine positive Wirkung bei Krebserkrankungen zugeschrieben.

Heilen Wunden sehr langsam oder gar nicht, kann dies auf eine Krebserkrankung hinweisen.

Frühwarnanzeichen von Krebs

Krebs lässt sich am besten im Anfangsstadium heilen. Suchen Sie daher bei nachfolgenden Anzeichen sicherheitshalber einen Arzt auf:

1 Knoten oder Verdickungen, etwa an der Brust

2 Veränderungen an Muttermalen oder Warzen

3 Schmerzen beim Wasserlassen und Stuhlgang, Blut in den Ausscheidungen

4 Schluckbeschwerden, Verdauungsprobleme

5 Ungewohnte Ausflüsse oder Blutungen

6 Chronische Heiserkeit oder Husten

Was Sie außerdem tun können

Zur Behandlung von Krebserkrankungen gibt es eine fast unüberschaubare Menge an Naturheilmitteln. Von der Therapie mit Antioxidanzien über die Stimulierung des Immunsystems mit Mistelpräparaten bis hin zu heimischen und exotischen Heilmitteln wie etwa Grünem Tee, Cat's Claw, Papaya oder Spirulina gibt es die verschiedensten Ansatzpunkte. Am besten ist es, sich von einem naturheilkundlich arbeitenden Arzt eingehend beraten zu lassen. In jedem Fall sollten Sie aber Ihre Ernährung umstellen. Um Krebs vorzubeugen, empfiehlt die Deutsche Gesellschaft für Ernährung eine ausgewogene ballaststoffreiche Kost mit wenig Salz und wenig Fett.

Besonders wichtig ist, dass Sie Ihren Körper während einer Strahlen- oder Chemotherapie unterstützen. Dabei treten eine Vielzahl von Nebenwirkungen auf: Es kommt häufig zu Entzündungen der Schleimhäute, vor allem in der Mundhöhle, im Magen-Darm-Trakt und an den Unterleibsorganen. Die Beschwerden können so heftig werden, dass die Nahrungsaufnahme unmöglich wird. Sorgen Sie für eine massive Zufuhr der Vitamine C, E, Beta Karotin und des Spurenelements Selen, denn an diesen Vitalstoffen fehlt es dem Körper bei einer Chemo- bzw. Strahlentherapie ganz besonders.

Migräne

Migräne ist ein starker, meist halbseitiger Kopfschmerz, der anfallsweise auftritt und häufig mit Licht-, Geräusch- und Bewegungsüberempfindlichkeit einhergeht. Zusätzlich kommt es in vielen Fällen zu Augenflimmern, Übelkeit und Brechreiz. Viele Frauen leiden hormonell bedingt vor, während oder nach der Periode unter migräneartigen Kopfschmerzen. Weitere Auslöser können der übermäßige Konsum von Genussmitteln, schlechte Ernährung oder psychische Belastung sein.

Kopfschmerzen sind ein Warnsignal des Körpers. Sind sie lang anhaltend oder treten häufig auf, ist es dringend erforderlich, nach den Ursachen zu forschen.

Lapachoheilanwendungen

- Während eines Migräneanfalls trinken Sie täglich einen Liter ungesüßten Lapachotee. Besonders wirksam ist er gemischt mit Matetee (siehe Seite 54).
- Wer unter häufig wiederkehrenden Anfällen leidet, sollte regelmäßig eine Heilkur mit Lapachotee (siehe Seite 54) durchführen.
- Die Naturheilkunde sieht die Ursachen für Migräne in giftigen Ablagerungen im Darm. Daher kann auch eine Lapacho-Darm-Kur (siehe Seite 47) helfen.
- Auch die Einnahme von homöopathischem Lapacho hat sich bei Migräne in vielen Fällen als erfolgreich erwiesen. Zur Herstellung und Einnahmeempfehlung von Lapacho D1 siehe Seite 61.

Melisse gilt unter den Heilkräutern als besonders »kopfwirksam«. Sie können sich aus den Blättern entweder einen Tee bereiten oder einige Tropfen ätherisches Öl in die Duftlampe geben.

Migräneelixier mit Lapacho und Weizengras

Dieser Trunk bringt bei akuten Migräneanfällen rasche Linderung. Für eine nachhaltige Therapie sollte man ihn jedoch über einen Zeitraum von acht bis zehn Wochen einnehmen. Verrühren Sie 100 Milliliter starken Lapachoabsud mit 100 Milliliter Weizengrassaft, je drei Milliliter Basilikumöl, Immortellenöl, Lavendelöl, je zwei Milliliter Eukalyptus- und Rosmarinöl sowie fünf Milliliter Lösungsvermittler. Trinken Sie das Migräneelixier über den Tag verteilt.

Nebenhöhlenentzündung

Nebenhöhlenentzündungen treten meist als Folge von wiederholten Erkältungen mit Schnupfen auf. Die auslösenden Bakterien finden im feuchtwarmen Milieu der Kiefern- und Stirnhöhlen ideale Bedingungen zur Vermehrung. In vielen Fällen kommt es zur Vereiterung und dadurch zu ständigen Reinfekten. Antibiotika und Spülungen bringen oft nicht den gewünschten Erfolg. Lapacho wirkt nicht nur antibiotisch und entzündungshemmend, er stärkt auch das Immunsystem.

Lapachoheilanwendungen

- Trinken Sie täglich einen Liter Lapachotee. Sind die Beschwerden chronisch, sollten Sie Ihr Immunsystem durch eine Heilkur mit Lapacho (siehe Seite 54) stärken.

- Ein Lapachodampfbad befördert die Wirkstoffe direkt in den betroffenen Bereich. Kochen Sie einen kräftigen Absud aus der Rinde, und inhalieren Sie die Dämpfe.

- Sinnvoll sind Lapachoauflagen. Tränken Sie einen Waschlappen im heißen Absud, und legen Sie ihn auf die Wangen bzw. Stirn. Ist er erkaltet, können Sie die Auflage erneuern.

Sie können die Behandlung von Nebenhöhlenentzündungen mit Infrarotbestrahlungen und Nux vomica D6 unterstützen. Tritt nach zwei Tagen keine Besserung ein, suchen Sie bitte einen Arzt auf: Verschleppte Stirn- oder Kieferhöhlenentzündungen lassen sich nur sehr schwer heilen.

Luffaschwämmchen gegen Nebenhöhlenentzündung

Die südamerikanische Volksmedizin hat ein weiteres Mittel bei Nebenhöhlenentzündung: das Luffaschwämmchen. Es stammt von einer Pflanze, die vorwiegend in Kolumbien beheimatet ist, und ist bei uns in der Apotheke erhältlich. Kochen Sie ein daumengroßes Schwammstück etwa 20 Minuten zusammen mit einem Esslöffel Lapachorinde aus. In dem Sud tränken Sie zwei Stücke Watte, die Sie zu einer Art Tampon zusammengerollt haben. Belassen Sie diese etwa 15 Minuten in beiden Nasenlöchern. Nach etwa zwei Stunden stellt sich ein Heilschnupfen ein, der festgesetzte Eiter löst sich.

Neurodermitis

Neurodermitis ist eine Hautkrankheit, deren Ursachen bis heute nicht restlos geklärt sind. Man vermutet als Auslöser erbliche Veranlagung, Umwelteinflüsse, psychischen Stress und eine allergische Reaktion. Die Krankheit äußert sich in einer trockenen, schuppigen Haut, die extrem juckt. Sehr häufig befallene Bereiche sind die Arme, speziell die Armbeugen, die Kniekehlen, das Gesicht und das Gesäß. Das häufig verschriebene Kortison lindert zwar vorübergehend die Symptome, trägt aber nicht zur Heilung bei. Lapacho hat sich inzwischen einen festen Platz unter den natürlichen Neurodermitismitteln erobert. Entscheidend sind die entgiftende, immunstimulierende Wirkung und – in der äußeren Anwendung – die hautfreundlichen Tannine.

Ein Absud der Lapachorinde ist auch zur äußeren Behandlung von Säuglingen geeignet, die an Milchschorf leiden.

Lapachoheilanwendungen

- Legen Sie regelmäßig Lapachokompressen auf die betroffenen Hautstellen auf. Eine Anleitung dazu finden Sie auf Seite 64. Wenn die Zeit nicht reicht, können die Flecken auch mit dem erkalteten Lapachoteebeutel abgetupft werden.
- Pflegen Sie die betroffenen Hautstellen mit der Lapachoheilsalbe (siehe Seite 63), der Sie einige Tropfen Teebaumöl zumischen können.
- Innerlich wenden Sie den Tee am besten in Form der Heilkur an (siehe Seite 54). Lapachotabletten oder -kapseln können eine sinnvolle Ergänzung sein (siehe Seite 56).
- Nehmen Sie regelmäßig Lapachovollbäder (siehe Seite 65), denen Sie einen speziellen Badezusatz für Neurodermitiker auf der Basis von Heilölen beigeben.

Es gibt Selbsthilfegruppen für Neurodermitiker. Der dort stattfindende Erfahrungsaustausch kann bei der Bewältigung der Krankheit helfen.

Was Sie außerdem tun können

Sprechen Sie mit Ihrem Arzt oder Heilpraktiker ab, welche Diät für Sie geeignet ist. Benutzen Sie zur Körperpflege auf keinen Fall Seifen oder parfümierte Duschbäder. In der Apotheke gibt es hautfreundliche Alternativen.

Ödeme

Durch Prellungen oder verschiedene Organerkrankungen, vor allem an der Niere, können sich im Gewebe Wasseransammlungen bilden, die man als Ödeme bezeichnet. Die Krankheit geht meist mit einem schlechten Blutbild einher, vor allem die Harnsäurewerte sind dabei stark erhöht. Die Naturheilkunde sieht eine Verschlackung des Organismus als Hauptgrund für dieses Krankheitsbild und setzt auf eine gezielte Entgiftung, um nicht nur die Symptome zu bekämpfen, sondern um die Beschwerden von Grund auf zu heilen. Durch den Genuss von Lapachotee werden Schlacken, Gifte und die überschüssige Harnsäure ausgeschwemmt. Die Rinde ist daher zur Behandlung von Ödemen hervorragend geeignet.

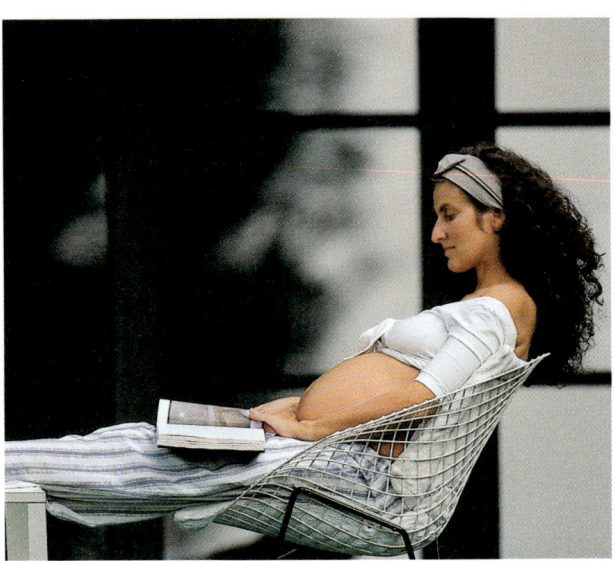

Während der Schwangerschaft leiden viele Frauen an Ödemen.

Lapachoheilanwendungen

■ Machen Sie bei Ödemen die Heilkur mit Lapachotee (siehe Seite 54). Wenn Sie den Tee etwas schwächer ansetzen, dürfen es auch zwei Liter pro Tag sein. Alternativ können Sie Lapachotabletten oder -kapseln einnehmen (siehe Seite 56).

■ Um den Darm nachhaltig zu entschlacken, lohnt es sich, eine Lapacho-Darm-Kur (siehe Seite 47) zu machen.

Auch wer nicht an Ödemen leidet, sollte mindestens einmal pro Jahr, am besten im Frühjahr, eine Entgiftungskur durchführen.

Was Sie außerdem tun können

Brennnesseltee hat eine stark entwässernde, blutreinigende Wirkung. Kombinieren Sie ihn mit Lapachotee, indem Sie die Einnahme abwechseln. Aloevera-Saft wirkt ebenfalls blutreinigend und ist daher auch zur Behandlung von Ödemen geeignet.

Prostatabeschwerden

Vor allem Männer über 50 leiden häufig an einer Vergrößerung der Vorsteherdrüse. In manchen Fällen kommt es auch zu Entzündungen. Es bilden sich Wucherungen, die den Harnfluss behindern. Das Wasserlassen schmerzt, manchmal wird es sogar regelrecht unmöglich. In den verbleibenden Harnresten konzentrieren sich Stoffwechselgifte, die Herz und Nieren belasten können. Lapacho wirkt harntreibend, entgiftend und entzündungshemmend. Der Tee hat sich daher bei Prostataleiden bestens bewährt.

Die Behandlung der Prostata ist Sache des Arztes. Lapacho kann dabei unterstützen. Zwar sind die meisten Vergrößerungen der Vorsteherdrüse gutartig, doch sollte sicherheitshalber immer eine Untersuchung auf Krebs gemacht werden.

Lapachoheilanwendungen

- Trinken Sie vor allem vor den Mahlzeiten täglich einen Liter ungesüßten Lapachotee. Bei einem hartnäckigeren Leiden empfiehlt sich zur nachhaltigen Unterstützung der Entgiftung eine Heilkur mit Lapachotee (siehe Seite 54), die man regelmäßig wiederholen kann.
- Besonders bewährt hat sich bei Prostataleiden die Kombination von Lapachotee mit Mate (siehe Seite 54).

Prostataelixier mit Lapacho

- Kochen Sie einen Teelöffel Lapachorinde in einem Viertelliter Wasser zu etwa einem Achtelliter kräftigem Sud aus, und geben sie nach dem Abkühlen die gleiche Menge Weizengrassaft und Aloevera-Saft hinzu.
- Dazu kommen drei Esslöffel Papayaextrakt, 30 Milliliter Kürbiskernöl, 15 Milliliter Blütenpollenöl und 15 Milliliter Lösungsvermittler. Verrühren Sie die Mischung gut.

Diese Menge ergibt zwei Tagesrationen – für diese Zeit lässt sich das Elixier problemlos im Kühlschrank lagern. Es sollte mindestens zwei Monate lang eingenommen werden. Vergrößerungen der Vorsteherdrüse können dadurch gestoppt werden, und eventuelle Entzündungen klingen ab.

Rheumatische Beschwerden

Unter dem Sammelbegriff »rheumatische Beschwerden« werden etwa 200 verschiedene Erkrankungen zusammengefasst. Der Weichteilrheumatismus betrifft dabei Muskeln, Bänder und Sehnen, der Gelenkrheumatismus die Gelenke. In diesem Fall entzündet sich die Gelenkinnenhaut und wird in einem späteren Stadium zerstört.

Bäder, Einreibungen und Teemischungen einiger Heilpflanzen haben sich bei rheumatischen Erkrankungen aller Art hervorragend bewährt. Die wichtigsten sind Brennnessel, Holunder, Löwenzahn, Birke, und Ackerschachtelhalm.

Die Entstehung von rheumatischen Beschwerden ist noch nicht restlos geklärt, offensichtlich müssen aber mehrere Faktoren zusammenkommen, damit die Krankheit ausbricht. Dafür kommen vom Stress über verschleppte Krankheitsherde oder Infektionen bis hin zur Unterkühlung die verschiedensten Ursachen in Frage. Experten gehen heute davon aus, dass rheumatischen Erkrankungen ähnlich wie bei Allergien eine so genannte überschießende Immunreaktion zugrunde liegt. Körpereigenes Gewebe wird von den Abwehrzellen als Fremdkörper fehlinterpretiert und zerstört. Auf diese Weise entstehen immer mehr entartete Immunkomplexe, die sich in der Gelenkschleimhaut ablagern und diese angreifen, was sich in einer Entzündung bemerkbar macht.

Lapacho wirkt bei rheumatischen Beschwerden auf verschiedenen Ebenen: Es macht das Immunsystem wieder fit, wirkt entzündungshemmend, verbessert den Mineralstoffhaushalt – was für Rheumakranke außerordentlich wichtig ist – und erleichtert durch seine entschlackende Wirkung den Organismus.

Saftkur gegen Rheuma

Mit einer Saftkur können Sie besonders wirksam entschlacken. Dazu ersetzen Sie über einen Zeitraum von etwa drei Wochen die Hauptmahlzeit durch $1/2$ Liter Apfelsaft. Zusätzlich nehmen Sie dreimal täglich vor den Mahlzeiten jeweils ein Glas Wacholder- und Brennnesselsaft (aus der Apotheke) ein. Die kurmäßige Anwendung sollte vier Wochen nicht überschreiten, da Wacholdersaft langfristig die Nieren reizt.

Lapachoheilanwendungen

■ Da es sich bei rheumatischen Beschwerden praktisch immer um chronische Erkrankungen handelt, empfiehlt sich die regelmäßige und dauerhafte Durchführung einer Heilkur mit Lapachotee (siehe Seite 54). In den meisten Fällen sollte man über mehrere Jahre dabei bleiben. Auch die Mischung mit Matetee ist zu empfehlen. Während der Wochen ohne Lapachotee kann man Sarsaparilletee (siehe Seite 123) trinken, der ähnlich wirkt.

■ Eine Lapacho-Darm-Kur (siehe Seite 47) ist Rheumakranken dringend anzuraten, um den giftigen Ballast, der den Organismus schwächt, loszuwerden.

■ Zusätzlich kann man täglich ein bis zwei Lapachotabletten oder -kapseln einnehmen (siehe Seite 56).

■ Wenden Sie kalte Lapachokompressen (siehe Seite 64) auf die erkrankten Stellen an. Warme Kompressen sind nur möglich, wenn es sich nicht um entzündliche Prozesse handelt! Zur Verstärkung der Heilwirkung können Sie dem Sud etwas Heilerde beigeben.

■ Lapachovollbäder (siehe Seite 65) sind auch bei Rheuma eine Wohltat. Sie können dem Badewasser zusätzlich etwas Teebaum- und Wacholderöl zugeben. Warme Bäder dürfen allerdings nur genommen werden, wenn keine akute Entzündung vorliegt.

■ Die Lapachoheilsalbe (siehe Seite 63) wirkt wohltuend bei Gelenkrheumatismus.

Gicht zählt ebenfalls zu den rheumatischen Erkrankungen. Charakteristisch sind der erhöhte Harnsäureanteil im Blut und das schmerzhafte Anschwellen der Gelenke. Einreibungen mit Kampferspiritus und Franzbranntwein lindern die Beschwerden.

Was Sie außerdem tun können

Zunächst gilt es, die Lebensweise so umzustellen, dass das Immunsystem keinen weiteren Schaden erleidet: Sie brauchen eine vitamin- und ballaststoffreiche Ernährung, viel Bewegung, und Sie sollten auf Genussgifte verzichten. Bei Gelenkrheumatismus empfehlen sich Einreibungen mit Wacholder- und Teebaumöl. Schwarzkümmel harmonisiert das Immunsystem und hat bereits vielen Rheumakranken geholfen.

Schwarzkümmelpräparate sind als Öl oder Kapseln in Apotheken und Reformhäusern erhältlich.

Schuppenflechte (Psoriasis)

Vor allem im Bereich der Ellenbogen und Knie sowie an der Kopfhaut kommt es bei der Schuppenflechte zu schuppigen Ausschlägen, die nur in seltenen Fällen jucken. Die Ursachen dieser Krankheit sind bis heute weitgehend ungeklärt. Man vermutet aber verschiedene Faktoren als Auslöser, bei denen es immer wieder um Beeinträchtigungen des Stoffwechsels geht: Alkohol-, Drogen- und Medikamentenmissbrauch, körperlicher und seelischer Stress oder hormonelle Veränderungen während der Pubertät. Lapacho hilft besonders bei Krankheiten, deren Struktur komplex ist und die allgemein auf Stoffwechselstörungen oder Abwehrschwäche zurückzuführen sind, so auch bei Schuppenflechte.

Lapachoheilanwendungen

- Die Heilkur mit Lapachotee (siehe Seite 54) sollte zur Behandlung der Schuppenflechte mehrmals durchgeführt werden. Während der Wochen ohne Lapachotee empfiehlt sich die Einnahme von Sarsaparilletee (siehe Seite 126).
- Lapachokompressen (siehe Seite 64) verschaffen rasch Erleichterung.
- Nehmen Sie regelmäßig Lapachovollbäder (siehe Seite 65). Geben Sie dem Bad ein hautpflegendes Öl (z. B. Teebaumöl) bei. Baden Sie bis zu viermal pro Woche etwa 20 Minuten.
- Die betroffenen Hautstellen können nach dem Bad mit der Lapachoheilsalbe behandelt werden (siehe Seite 63).

Was Sie außerdem tun können

Das Baden in Meerwasser kann die Intensität der Krankheit verringern. Die besten Ergebnisse haben Badekuren am Toten Meer erzielt, das extrem salzhaltig ist.

Wohldosierte Sonnenbäder (nicht zur Mittagszeit) fördern die Abheilung der schuppenden Haut. Vermeiden Sie in Ihrer Ernährung scharfe Gewürze und Südfrüchte, auf Alkohol verzichten Sie am besten ganz. Denken Sie auch darüber nach, ob Sie unter permanentem Stress leiden, der für die Schuppenflechte mitverantwortlich sein kann. Mit Ausgleichssport oder Entspannungstechniken können Sie viel für sich tun.

Vaginalinfektionen

Pilze und Bakterien können sich in der feuchtwarmen Umgebung der Vagina besonders schnell vermehren. Dadurch kann es zu Entzündungen und Pilzbefall kommen. Natürlich muss zuvor das lokale Immunsystem geschwächt sein. Es gibt nämlich auch eine Vielzahl nützlicher Bakterien, die einen Pilzbefall sogar verhindern. Diese werden beispielsweise durch Antibiotikagaben vernichtet. Vaginalinfektionen sind in den meisten Fällen hochansteckend. Daher muss während der Behandlung auf Geschlechtsverkehr verzichtet werden, und auch der Partner sollte sich unbedingt untersuchen lassen, um wechselseitige Ansteckungen zu verhindern.

Lapachotee stärkt das Immunsystem im Kampf gegen Pilze und Bakterien, hemmt vorhandene Entzündungen und hilft beim Aufbau einer natürlichen Scheidenflora.

Die Einnahme der Antibabypille kann speziell den Pilzbefall in der Scheide begünstigen.

Lapachoheilanwendungen

- Tränken Sie einen Tampon in Lapacho-Schwarzkümmel-Essig (siehe Kasten), und führen Sie ihn ein. Der Tampon muss zwei- bis dreimal täglich gewechselt werden. Sie können sich die Flüssigkeit auch mit einer Plastikspritze (natürlich ohne Nadel) injizieren. Diese Anwendung muss ebenfalls mehrmals täglich wiederholt werden. Statt des Essigs können Sie auch reinen Lapachoabsud verwenden.

Lapacho-Schwarzkümmel-Essig

Erhitzen Sie ein Viertelliter Apfelessig, und geben Sie die gleiche Menge starken Lapachoabsud hinzu. Nun die Temperatur etwas erhöhen und etwa 100 Milliliter Schwarzkümmelöl eingießen. Die Mischung muss etwa fünf Minuten lang gründlich verrührt werden, damit sie emulgiert. Alternativ können Sie einige Tropfen Lösungsvermittler zugeben.

Apfelessig ist ein altbewährtes Hausmittel, das antiseptisch wirkt. Er hilft gegen vielerlei Beschwerden.

- Nehmen Sie einmal am Tag ein Lapachositzbad (siehe Seite 66). Auch der Lapacho-Schwarzkümmel-Essig eignet sich als Badezusatz.
- Wie bei allen Infektionskrankheiten empfiehlt sich die innerliche Einnahme des Lapachotees, um das Immunsystem auf Trab zu bringen. Trinken Sie einen Liter täglich, vorwiegend vor den Mahlzeiten. Bei hartnäckigen Infektionen sollten Sie die Heilkur mit Lapachotee (siehe Seite 54) durchführen und mit der Einnahme von Lapachotabletten oder -kapseln (siehe Seite 56) ergänzen.

Was Sie außerdem tun können

Solange die Infektion besteht, ist peinlichste Körperhygiene ein Muss. Verwenden Sie Unter- und Bettwäsche aus Baumwolle, da eine bessere Luftzirkulation die Heilung beschleunigt. Die Wäsche sollte im Kochwaschgang gewaschen werden.

Verbrennungen

Bei Verbrennungen wirken die im Tee enthaltenen Tannine und Gerbstoffe positiv auf die Haut. Sie können innere und äußere Anwendung kombinieren.

Verbrennungen werden in drei Grade eingeteilt, die sich daran orientieren, wie viele Hautschichten durch die Hitzeeinwirkung zerstört wurden. Verbrennungen ersten und – mit Einschränkungen – zweiten Grades lassen sich mit Naturheilmitteln zumindest ergänzend behandeln. Sie verhelfen zu einem beschleunigten Wiederaufbau der Haut. Gerade bei Sonnenbrand hat sich Lapacho bestens bewährt.

Lapachoheilanwendungen

- Zur Linderung von Sonnenbrand mischen Sie 150 Gramm Quark mit einem kräftigen, erkalteten Lapachoabsud, geben etwas Grieß hinzu, und streichen diese Mischung dick auf die verbrannten Stellen auf.
- Ein kaltes Lapachovollbad (siehe Seite 65) lässt die Schmerzen rasch abklingen. Die in Lapacho enthaltenen Tannine fördern die Abheilung der Verbrennung.

- Falls Sie, etwa auf Reisen, keine Möglichkeit zu einem Vollbad haben können Sie sich auch anders behelfen. Legen Sie beispielsweise ein Gästehandtuch auf, das Sie in kalten Lapachoabsud eintauchen. Wechseln Sie die Auflage, sobald der kühlende Effekt nachlässt.
- Bei schwächeren Verbrennungen können Sie Lapachoheilsalbe (siehe Seite 63) auf die betroffenen Hautstellen auftragen.

Was Sie außerdem tun können

Verbrühungen behandeln Sie, indem Sie etwas Honig auf die verletzte Haut streichen. Er verhindert die Bildung von Brandblasen. Bei leichten Verbrennungen bieten sich vorsichtige Einreibungen mit einer Mischung aus Johanniskraut- und Schwarzkümmelöl zu gleichen Teilen an, der Sie noch ein paar Tropfen Teebaumöl beigeben können. Lindernd wirkt auch Aloevera-Gel. Bei großflächigeren Verbrennungen sollten Sie neben den äußeren Anwendungen reichlich Flüssigkeit zu sich nehmen. Lapachotee bietet sich hierfür durchaus an. Er wirkt zusätzlich schmerzlindernd. Aus Pflanzenöl lassen sich auch warme Wickel zubereiten, die auf die betroffenen Stellen gelegt werden. Besonders Kürbiskernöl ist hierfür zu empfehlen. Übrigens können Sie auch Kürbisfleisch direkt auf die verbrannten Hautstellen legen – die wohltuende Wirkung spüren Sie sofort. Eine ähnliche Wirkung haben Auflagen aus geraspelten Karotten.

Sonnenbrand: Vorbeugen ist besser als heilen

Einen Sonnenbrand kann man nicht ungeschehen machen, auch nicht mit den wirksamsten Naturheilmitteln. Wer häufig zu lange in der Sonne liegt, muss nicht nur mit einer vorzeitigen Hautalterung rechnen, er erhöht auch das Risiko, an Hautkrebs zu erkranken. Genießen Sie Sonnenbäder also in Maßen, und benutzen Sie je nach Hauttyp Sonnenschutzmittel mit einem Lichtschutzfaktor von 10 bis 20.

Erste Hilfe bei Verbrennungen leistet kaltes Wasser oder Eiswürfel. Die beruhigende Wirkung des Wassers lässt sich durch die Zugabe von Essig noch verstärken.

Während der Mittagszeit zwischen 12.00 und 15.00 Uhr ist die Sonnenstrahlung am aggressivsten. Verzichten Sie in dieser Zeit am besten ganz auf Sonnenbäder!

Wunden

Bei der Behandlung von Wunden ist Hygiene oberstes Gebot. Sterile Mullbinden und Alkohol dürfen in keiner Hausapotheke fehlen.

Kleine Wunden, Kratzer und Abschürfungen lassen sich gut mit Lapacho behandeln. Da die Rinde antibiotische Wirkstoffe enthält und Entzündungen hemmt, eignet sie sich gut zum Vorbeugen von Infektionen. Die Gerbstoffe beschleunigen zudem die Wundheilung. Bevor Sie allerdings mit äußerlichen Anwendungen beginnen, sollten Sie die Wunde gründlich reinigen. Fleischwunden und Hautverletzungen, die stark bluten, gehören natürlich in ärztliche Behandlung.

Lapachoheilanwendungen

- Ist die Blutung gestillt, tupfen Sie die Wunde mit einem erkalteten Lapachoteebeutel ab. Alternativ eignet sich auch ein Stückchen Mullbinde, das Sie in einen kräftigen Lapacho-absud eintauchen.
- Die weitgehend getrocknete Wunde können Sie mit der Lapachoheilsalbe behandeln, der Sie einige Tropfen Teebaumöl beigeben sollten (siehe Seite 63).

Kleinere Wunden, wie sie Kinder beim Spielen oft davontragen, sind mit Hilfe von Lapachobehandlungen schnell wieder verheilt.

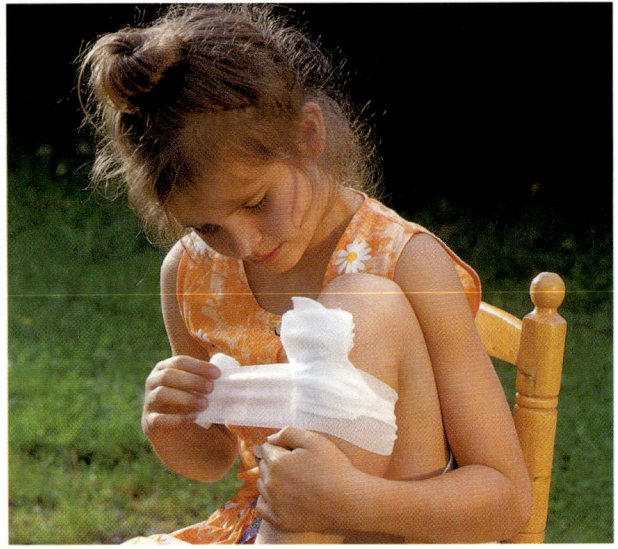

Was Sie außerdem tun können

Reinigen Sie kleinere Verletzungen mit Apfelessig. Er desinfiziert und fördert die Heilung. Wenn die Wunde nicht mehr stark blutet, sollte sie so häufig wie möglich mit Luft in Kontakt kommen. Pflaster sorgen für ein feuchtwarmes Milieu, das die Vermehrung von Keimen begünstigt. Denken Sie auch daran, die Tetanus-Schutzimpfung regelmäßig aufzufrischen. Gerade Erwachsene neigen dazu, dies zu vergessen.

Zahnfleischentzündung

Zahnfleischentzündungen sind im allgemeinen Folge einer mangelnden Zahnhygiene. Vor allem in den Zahnzwischenräumen bilden sich gelbliche Beläge. Wenn das Zahnfleisch dann durch minderwertige und zu weiche Kost ohnehin geschwächt ist, wird es leicht von Bakterien angegriffen, die sich in diesen Belägen befinden. Andere Ursachen für Zahnfleischentzündungen können schlecht sitzende dritte Zähne oder Zahnspangen sein. Wird die Zahnfleischentzündung chronisch, kann sich Parodontose bilden, die zu einem irreversiblen Zahnfleischschwund führt. Dadurch wird auf lange Sicht das gesamte Gebiss instabil.

Lapacho hilft bei Zahnfleischentzündung durch seine antibakteriellen, adstringierenden (zusammenziehenden) und entzündungshemmenden Eigenschaften. Nicht zuletzt wirkt Lapacho positiv auf die Mundflora, die für das lokale Immunsystem eine ähnliche Bedeutung hat wie die Darmflora.

Gesunde Zähne und gesundes Zahnfleisch haben auch mit der Ernährung zu tun: Ersetzen Sie Kuchen und Kekse so häufig wie möglich durch Rohkost und frisches Obst.

Lapachoheilanwendungen

■ Spülen Sie Ihre Zähne nach dem Putzen mit dem antibakteriellen Mundwasser (siehe Seite 66) oder einem kräftigen ungesüßten Lapachoabsud.

■ Die regelmäßige Einnahme von Lapachotee führt Ihnen reichlich Mineralstoffe zu und trägt zur Stärkung des Zahnfleischs und der Zähne bei. Zusätzlich stärken Sie dadurch Ihr Immunsystem, das ja für die Abwehr von Entzündungserregern zuständig ist.

Was Sie außerdem tun können

Wenn Sie Ihre Zähne nicht sorgfältig pflegen, hilft auch die Behandlung mit Lapacho nicht weiter. Benutzen Sie – vorsichtig, um das Zahnfleisch nicht zu verletzen – Zahnseide, mit der Sie Speisereste auch aus den Zahnzwischenräumen zuverlässig entfernen können. Ergänzend zur Behandlung mit Lapacho können Sie das Zahnfleisch regelmäßig mit reinem Teebaumöl sanft massieren.

Gesundheitscocktails mit Lapacho

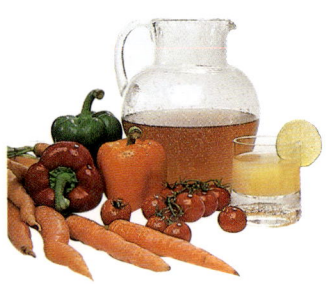

Lapacho ist nicht nur ein ausgezeichnetes Heilmittel, sondern auch ein Genussmittel. Vor allem wenn man den Tee mit Fruchtsäften zu leckeren Cocktails mischt, lassen sich Kinder dafür begeistern, die ansonsten Heiltees nicht sehr zugetan sind. Aber auch für Erwachsene, die langfristig etwas für ihr Immunsystem tun wollen, sind die Drinks eine willkommene Alternative. Die Zutaten sind für jeweils zwei große Gläser berechnet. Übrigens: Dem eigenen Geschmack und der eigenen Fantasie sind beim Kreieren neuer Rezepte keine Grenzen gesetzt!

Auf der Basis von Lapachotee lassen sich mit verschiedenen Obst- und Gemüsesäften sehr schmackhafte, mineralstoff- und vitaminreiche Drinks mixen.

Obst- und Gemüsecocktails mit Lapacho

Mit Lapachococktails können Sie ganz gezielt Vitamine und Mineralstoffe tanken. Sofern Sie keine süßen Früchte verwenden, eignen sich die Saftmischungen auch im Rahmen einer Diät bei Candida albicans. Da Lapacho, wie viele Früchte und Heiltees, basenbildend ist, können die meisten Cocktails auch bei Entsäuerungskuren zum Einsatz kommen. Und nicht zuletzt kann man sie im Rahmen einer Fastenkur trinken. Grund genug also, sich mit diesem Thema näher zu befassen.

Wichtig ist, dass Sie sich für die nachfolgenden Rezepte einen Entsafter anschaffen. Achten Sie beim Kauf unbedingt darauf, dass sich die Maschine leicht reinigen lässt. Sinnvoll ist außerdem ein Auffangbehälter für die Faserstoffe, die für den Saft nicht verwendet werden. Dazu noch ein Tipp für die Praxis: Weiches Obst

Mixer dienen dazu, Früchte und Obst zu pürieren oder Säfte zu mischen. Zum Entsaften sind sie nicht geeignet, da die Faserstoffe enthalten bleiben.

und Gemüse entsaftet man besser vor festem, da dann die Reinigung weniger aufwendig ist.

Handpressen eignen sich nur, wenn sich Ihre Saftproduktion in Grenzen hält, da das Entsaften mit diesen Geräten in der Regel sehr mühsam ist.

MINERALDRINK

2 Pfirsiche • 1 Orange • 1 Apfel • 100 ml Lapachotee

1. Die Orange schälen, das restliche Obst waschen, entkernen und in Scheiben schneiden.
2. Alle Früchte in den Entsafter geben und auspressen.
3. Mit kaltem Lapachotee vermischen und servieren.
Dieser Drink versorgt Sie mit vielen aufbauenden Mineralien.

VERDAUUNGSDRINK

Je 150 ml Ananassaft • Sauerkrautsaft und Lapachotee • 1 Prise Muskat

Alle Zutaten mischen und mit Muskat abschmecken.
Dieses Getränk eignet sich gut für Entschlackungskuren.

SPORTCOCKTAIL

Saft von 2 Zitronen • 1 Karotte • kalter Lapachotee • Honig

1. Die Karotte im Entsafter auspressen, mit dem Zitronensaft vermischen und mit Lapachotee auffüllen.
2. Mit Honig süßen.
Der Cocktail liefert – ähnlich wie ein isotonisches Getränk – die bei körperlicher Anstrengung ausgeschwitzten Vitalstoffe nach.

AUFBAUDRINK

1 Apfel • 2 Orangen • 2 Scheiben frische Ananas • 2 EL Sanddornsaft • Lapachotee

1. Das Obst in den Entsafter geben.
2. Den Saft mit dem Sanddornsaft vermischen und das Glas mit Lapachotee auffüllen.
Der richtige Drink, wenn man sich müde und abgespannt fühlt.

Stellen Sie die Säfte am besten erst kurz vor dem Trinken her. So gehen am wenigsten Vitamine verloren.

Sanddornsaft ist überreich an Vitamin C. Raucher, die einen erhöhten Bedarf an diesem Vitamin haben, können täglich einen Esslöffel davon einnehmen.

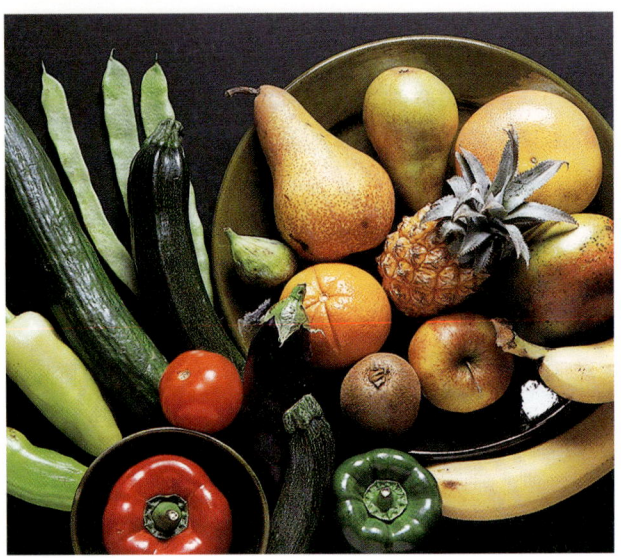

KRAFTTRUNK

1 Apfel • Saft von 1 Zitrone
• 1 Grapefruit • Lapachotee

1. Das Obst auspressen.
2. Die Säfte mischen und das Glas mit kaltem Lapachotee auffüllen. Diesen Cocktail sollten Sie sich vor körperlichen und geistigen Anstrengungen genehmigen.

ERKÄLTUNGSBLOCKER

2 Äpfel • ca. 200 ml kalter Lapachotee • Preiselbeersaft

1. Den Apfel entkernen und in den Entsafter geben.

Ihrer Fantasie sind bei der Auswahl und Mischung der Obst- und Gemüsesorten kaum Grenzen gesetzt.

2. Mit Lapachotee mischen und mit Preiselbeersaft auffüllen.
Wenn während der Erkältungszeit, im feuchtkalten Herbst und im Winter, der Hals kribbelt und sich ein Schnupfen ankündigt, macht der Erkältungsblocker die Pforten für einen Infekt dicht.

MAGENTRUNK

Je 200 ml Sauerkrautsaft und Tomatensaft • Lapachoimmuntropfen • etwas Tabascosauce • Salz und Pfeffer

1. Die Säfte gut untereinander mischen und 30 Tropfen Lapachoimmuntropfen zugeben. 2. Mit Tabasco, Salz und Pfeffer abschmecken.
Mit diesem Drink kurbeln Sie einen trägen Magen kräftig an.

Verteilen Sie den Genuss der Säfte auf mehrere Portionen pro Tag. So kann der Organismus die wertvollen Vitamine und Mineralstoffe am besten aufnehmen.

POWERDRINK

2 Tomaten • 2 Karotten • Sauerkrautsaft • Lapachotee

Das Gemüse entsaften und mit dem Sauerkrautsaft und kaltem Lapachotee mischen.
Der Powerdrink bringt das Verdauungssystem in Fahrt. Außerdem ist er eine Wohltat für die Haut. Und fördert dadurch die Entgiftung des ganzen Körpers.

Lapachococktails mit Dickmilch und Jogurt

Lapachotee passt geschmacklich auch gut zu Fruchtcocktails mit Milchprodukten. Wenn man etwas Getreidekeime zugibt, beliefert man den Darm zusätzlich mit wichtigen Ballaststoffen.

DARMTONIC

2 Orangen • 1 Apfel • 150 ml Buttermilch • 1 EL Weizenkeime
• kalter Lapachotee

1. Die Orangen entsaften, den Apfel fein raspeln, das Ganze gut vermischen und in die Buttermilch rühren.
2. Mit Lapachotee auffüllen und Weizenkeime zugeben.

Mit diesem Drink führen Sie dem Darm wertvolle Ballaststoffe und Milchsäurebakterien zu.

HAUTCOCKTAIL

2 Orangen • 1 Karotte • 2 Äpfel • 1/2 L Buttermilch
kalter Lapachotee

1. Orangen und Karotte entsaften, die Äpfel fein raspeln.
2. Die Säfte mischen, die Buttermilch und den geraspelten Apfel zugeben.
3. Gut verrühren und mit Lapachotee auffüllen.

Der Hautcocktail ist eine Wohltat bei allen stoffwechselbedingten Haut- und Gewebeproblemen wie Schuppenflechte, Zellulite oder Akne.

Verwenden Sie für die Säfte nur einwandfreies und vor allem frisches Obst und Gemüse.

GETREIDE-AUFBAU-COCKTAIL

1 EL geschroteter Weizen • 2 Äpfel • 6 EL Sanddornsaft • 1/2 Becher Naturjogurt • kalter Lapachotee

1. Den Weizen mit 1/2 Liter Wasser übergießen und verrühren, etwa 20 Minuten auf kleiner Flamme kochen, abseihen.
2. Den Absud mit frisch gepresstem Apfelsaft, Sanddornsaft und Jogurt vermischen, mit Lapachotee auffüllen.

Hilft vor allem bei nervösen Herzbeschwerden wie Herzrasen.

Indianische Heiltees, die Lapacho ergänzen

In der traditionellen südamerikanischen Medizin gibt es eine Vielzahl an Heiltees, die in unseren Breiten noch weitgehend unbekannt sind, aber eine enorme Heilkraft besitzen. In diesem Kapitel wollen wir Ihnen diejenigen davon vorstellen, die sich bei bestimmten Beschwerden für Mischungen mit Lapachotee eignen oder diesen ergänzen. Die Tees bekommt man in der Apotheke, im Reformhaus oder in Teeläden. Sollte die eine oder andere Mischung für Sie zu bitter ausfallen, bieten sich die gesunden Süßmacher zum Verfeinern an, die in diesem Buch auf den Seiten 52/53 beschrieben werden.

Archäologen konnten nachweisen, dass im antiken Machu Picchu eine weit entwickelte Naturmedizin praktiziert wurde.

Anguraté – der Magenheiltee aus Peru

Ein »saurer Magen« ist nach der Einnahme des Magenheiltees Anguraté schnell kuriert.

Anguraté ist ein Halbstrauch, der vor allem in den trockenen Hochtälern der peruanischen Anden zu finden ist. Die Pflanze wurde bereits im 18. Jahrhundert durch den französischen Arzt und Botaniker Dombey registriert, der im Auftrag der spanischen Regierung eine Forschungsexpedition nach Peru unternahm. Anfang der fünfziger Jahre bestätigte eine wissenschaftliche Forschungsgruppe, was die Kallawaya-Heiler und die Schamanen Perus schon seit vielen Jahrhunderten wussten: Anguraté lindert außergewöhnlich schnell Bauchschmerzen und Entzündungen im Magen-Darm-Trakt.

Bei uns in Deutschland wurde Anguraté durch den Pianisten Emmeram Graf Lerchenfeld bekannt. Der Musiker litt unter einem schweren Magengeschwür, das sich selbst nach einer Operation kaum gebessert hatte. Freunde brachten ihn auf den peruanischen Heiltee, und der Erfolg war so durchschlagend, dass er sich ab diesem Zeitpunkt der Verbreitung von Anguraté in Deutschland annahm.

Die Wirkungsweise des Tees

- Anguraté normalisiert das Säuremilieu im Magen, der Tee stimuliert oder drosselt also je nach Anforderung die Produktion von Magensäure. Die gängigen Medikamente bei Magenbeschwerden zielen dagegen oft auf eine Neutralisierung der Magensäure ab, um zu verhindern, dass die Magenschleimhaut durch überschüssige Säure angegriffen wird. Ein gewichtiger Nachteil dieses Eingriffs ist aber, dass ein zu basischer Magen Gifte und Krankheitserreger nicht mehr wirksam bekämpfen kann.
- Die in Anguraté enthaltenen Flavonoide und das ätherische Öl wirken krampflösend und entzündungshemmend auf den Magen.
- Seine Bitterstoffe (Iridoide) stärken die Magen- und Darmschleimhaut sowie das Immunsystem Darm, und wirken appetitanregend.
- Chlorogensäure regt die Säurebildung im Magen an.
- Selen ist das wichtigste Mineral zur Neutralisierung der gefährlichen freien Radikale, die für verschiedene schwere Stoffwechselkrankheiten verantwortlich sind (siehe Seite 28).

Bevor Sie sich bei Magenproblemen von der Werbung zum Pillenschlucken überreden lassen, versuchen Sie es doch einmal mit Anguraté.

Bei diesen Beschwerden hilft Anguraté

- Bauchschmerzen
- Störungen im Magen-Darm-Trakt
- Magenschleimhautentzündung
- Verdauungsstörungen (Verstopfung und Durchfall)
- Völlegefühl und Magendrücken
- Gallen- und Nierensteine

Zubereitung und Dosierung

Anguraté ist bei uns als geschnittener Tee, als Aufgussbeutel und als Instanttee erhältlich. Der Tee wird sieben bis acht Minuten lang aufgekocht. Trinken Sie täglich eine Tasse Anguraté, etwa eine halbe Stunde vor einer Mahlzeit.

Boldo – der Darmheiltee aus Chile

Bei Ausgrabungen im südlichen Chile wurde ein eiszeitlicher Siedlungsplatz gefunden, dessen Alter auf 13 000 Jahre geschätzt wird. Man fand dort unter anderem Reste zerkauter Boldoblätter – ein Hinweis darauf, dass die Heilkräfte dieses Baumes schon damals genutzt wurden. Die Urbevölkerung Chiles, die Araukaner, verwenden Boldo traditionell zur Behandlung von Störungen im Magen-Darm-Trakt, zur Stimulierung des Galleflusses und bei Entzündungen der Leber. Bis heute werden in Chile aus den Blättern Kompressen gemacht, die rheumatische Beschwerden lindern sollen. Schließlich wirkt der Tee auch schwach harntreibend. Die Rinde des Baumes dient zum Gerben von Leder und zum Färben von Textilien.

Bereitet man den Tee zu, verflüchtigen sich die darin enthaltenen ätherischen Öle sehr schnell. Aus diesem Grund empfiehlt sich der rasche Genuss oder eine Tasse mit Deckel.

Der immergrüne Boldobaum wächst wild praktisch ausschließlich in Mittelchile. In Italien wird er angebaut. Er erreicht eine Höhe von bis zu zehn Metern und trägt gelblich-weiße Blüten. Seine ledrigen Blätter enthalten die ätherischen Öle. Ihr Geruch ähnelt ein wenig dem der Pfefferminze oder des Kampfers. Leider fällt auch dieser Baum der massiven Abholzung des chilenischen Urwalds zum Opfer. An seine Stelle treten dann meist Monokulturen aus Eukalyptus und Pinie.

Wirkstoffe im Boldo

- Das Alkaloid Boldin steigert die Magensaftproduktion, es führt zu einer stärkeren Galleabsonderung in den Leberzellen und wirkt schwach harntreibend. Wer Boldin überdosiert, muss mit Vergiftungserscheinungen rechnen. Allerdings ist eine solch hohe Dosis mit dem Tee gar nicht erreichbar.

116

Bei diesen Beschwerden hilft Boldo:

- Störungen der Galle
- Verdauungsbeschwerden
- Magenkrämpfe
- Blasenentzündung
- Nierenbeschwerden

Homöopathisches Boldo D2 oder D3:
- Störungen des Galleflusses
- Gallensteine
- Magen-Darm-Beschwerden

Im Boldo ist Querzitin enthalten, ein Flavonoid mit einer entzündungshemmenden Wirkung.

- Außerdem enthält Boldo ein ätherisches Öl, das krampflösend wirkt. Wahrscheinlich ist darauf die Verwendung des Boldotees bei Husten zurückzuführen.

Zubereitung und Dosierung

Auf einen Teelöffel der getrockneten Blätter wird ein Viertelliter kochendes Wasser gegeben. Lassen Sie den Tee 10–15 Minuten zugedeckt ziehen. Trinken Sie täglich drei Tassen, am besten vor den Mahlzeiten.

Damiana – das Aphrodisiakum der Azteken

Damiana ist in Europa vor allem als Aphrodisiakum bekannt und wurde als solches schon im 17. Jahrhundert von Mexiko nach Spanien gebracht – übrigens ausgerechnet von einem Missionar. Er benannte das Kraut nach Damian, dem Schutzpatron der Apotheker. Die Azteken sprachen dagegen von »der Pflanze, die dem Mann das Hemd herunter reißt«. Der Kirchenmann hatte natürlich nicht vor, mit der Einführung der Pflanze die fleischliche Begierde seiner Landsleute zu wecken. Er sah in Damiana vielmehr ein ausgezeichnetes Mittel zur Beruhigung der Nerven und zur Stärkung des gesamten Organismus. Bei den Mayas wurden die Blätter aufgrund ihrer krampflösenden Wirkung auch bei Asthma verwendet. Es heißt dort Misib Kok – Asthmabesen.

Damiana eignet sich zur Behandlung von Asthma: Es wirkt krampflösend und beruhigend.

Bei diesen Beschwerden hilft Damiana

Auch bei Menstrua-
tionsbeschwerden
leistet der Genuss
von Damianatee
gute Dienste.

- Impotenz
- Sexuelle Unlust
- Nervosität
- Asthma
- Bronchitis
- Durchfall

- Müdigkeit und Abgeschlagen-heit
- Nierenbeschwerden (vor al-lem Nierenentzündung)
- Blasenkartarrh
- Hodenentzündung

Die Damiana-Pflanze

Damiana ist eine kleine Pflanze mit duftenden gelblichweißen Blüten. Sie ist in den trockenen Felsregionen von Mexiko und im Süden der USA, vorwiegend in Kalifornien und Texas, weit verbreitet. Für die Heilanwendungen werden ausschließlich die Blätter verwendet.

Damiana als Aphrodisiakum

Gerade als Mittel gegen Impotenz ist Damiana mittlerweile auch von der medizinischen Forschung anerkannt. Häufig wird es erfolgreich verordnet, wenn alle anderen Mittel versagt haben. Die Wirkung der Blätter beruht zumindest zum Teil darauf, dass Da-

Damianablätter
eignen sich zur
Nikotinentwöhnung:
Man dreht sich zu
diesem Zweck ein-
fach Zigaretten aus
Damiana, anstatt
aus Tabak.

miana die körpereigene Produktion von Pheromonen (Sexuallockstoffe) anregt.

Zubereitung und Dosierung

Damianatee wird mit einem Teelöffel der getrockneten Blätter pro Teetasse zubereitet. Lassen Sie den Tee mindestens fünf Minuten ziehen, und trinken Sie ihn bevorzugt vor den Mahlzeiten. Manche Experten raten, den Tee bis zu einen halbem Tag lang ziehen zu lassen. Das soll die Wirkung erheblich verstärken.

Ein Dampfbad mit Damiana empfiehlt sich bei Atemwegserkrankungen zur Inhalation, die Blätter können aber auch wie Tabak geraucht werden. Der Tee ist in Apotheken und Reformhäusern erhältlich.

Mate – Heilelixier und Genusstee der Gauchos

Matetee ist in Südamerika ein Getränk wie bei uns Kaffee oder schwarzer Tee. Da er zusammen mit Lapacho eine besonders starke Heilwirkung entfaltet (siehe Rezept Seite 54), soll er an dieser Stelle ausführlicher behandelt werden.

Als 1536 die Spanier die heutige Hauptstadt Paraguays, Asunción, gründeten, kamen sie zum ersten Mal in Kontakt mit dem Matetee. Die Guaraní-Indianer tranken bereits damals den Absud der Blätter als Heilmittel, aber – aus einer ausgehöhlten Kalebasse (Gefäß aus einer kürbisähnlichen Frucht) – auch als Genussmittel. Aus dieser Gewohnheit rührt übrigens der Name »Mate« her: In der Sprache der Guaraní bedeutet das Wort »matí« Kalebasse. 1541 wurde der Tee erstmals schriftlich erwähnt, als ein Bürger von Asunción seinen Erben »eine große Kalebasse mit gemahlenem Kraut« vermachte. Im 17. Jahrhundert nahmen sich die Jesuitenmissionen in Paraguay der Zucht von Yerbamate an. Es wurde zum Haupterzeugnis der Missionen, und gelangte von dort aus sogar bis nach Peru.

Matetee wurde dann vor allem in Argentinien populär. So gehört das traditionelle Trinkgefäß, die Kalebasse, die am Lagerfeuer von einem Gaucho zum nächsten weitergereicht wird, bis heute zum Klischeebild des Gauchos (des argentinischen Cowboys).

Matetee, der auch als »Grünes Gold der Indios« bezeichnet wird, wird traditionellerweise aus der Kalebasse, einer ausgehöhlten kürbisartigen Frucht, getrunken.

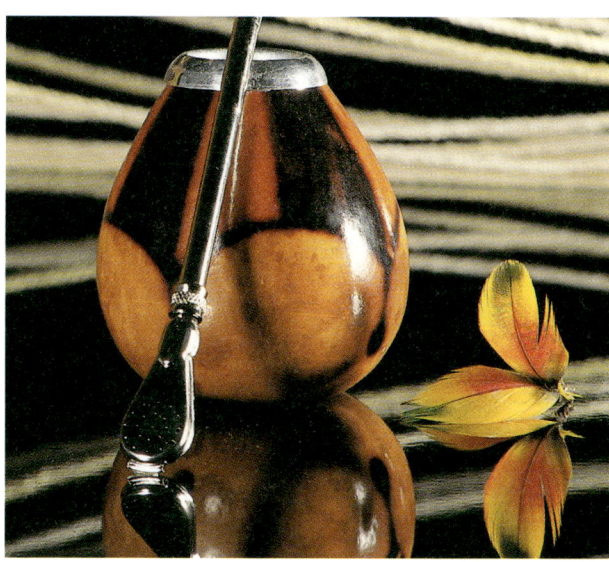

Der Matebaum und seine Nutzung

Der Matebaum kann bis zu 20 Metern hoch werden. In Pflanzungen hält man sich jedoch, um

Bei geistiger und körperlicher Ermüdung entfalten die Mateblätter eine belebende Wirkung.

die Ernte zu erleichtern, maximal fünf Meter hohe Bäume. Die Pflanze ist verwandt mit unserer Stechpalme, hat also ebenfalls immergrüne ledrige Blätter. Wild wächst Mate in Südbrasilien, in Paraguay, Argentinien und im Norden Chiles. Viele Pflanzungen sind nichts anderes als »gesäuberte« Wildbestände – was aus ökologischer Sicht durchaus vorteilhaft ist. Allein im Norden Argentiniens werden aus den Matepflanzungen jährlich bis zu 160 000 Tonnen Blätter geerntet. In Paraguay und Brasilien fällt insgesamt noch einmal eine ähnlich große Menge an. Nach der Ernte werden die Blätter kurz erhitzt, damit sie sich beim Trocknen nicht schwärzen. Danach erst erfolgt die eigentliche Trocknung in heißen Trommeln.

Die Inhaltsstoffe von Mate und ihre Wirkung

Matetee enthält eine breite Palette wichtiger Vitalstoffe. Das Pasteur-Institut in Frankreich stellte 1964 sogar fest, dass Mate praktisch alle Vitamine enthält, die der Mensch zum Leben braucht: Die Vitamine C und E werden für die immunstimulierende Eigenschaft des Tees verantwortlich gemacht, das Vitamin A pflegt Haut und Gewebe, der B-Komplex (B1 und B2, Pantothensäure, Biotin, Folsäure) führt dazu, dass Traubenzucker schneller von den Muskeln aufgenommen wird. Beta-Karotin

Mateblätter sind häufig auch Bestandteil von Abführ- und Schlankheitstees sowie von Teemischungen gegen Blasen- und Nierenerkrankungen.

Bei diesen Beschwerden hilft Mate

- Chronische Verstopfung
- Chronische Müdigkeit
- Abwehrschwäche
- Übergewicht
- Schlaflosigkeit
- Impotenz
- Asthma
- Bronchitis
- Bluthochdruck
- Herzbeschwerden und Gefäßerkrankungen
- Diabetes
- Hämorrhoiden
- Wetterfühligkeit
- Allergien
- Migräne, Kopfschmerzen, Neuralgien
- Rheumatische Beschwerden

neutralisiert schädliche freie Radikale. Hinzu kommen die Mineralstoffe Magnesium, Kalzium, Eisen, Mangan, Kupfer und Phosphor. Vor allem in Kombination mit Lapacho wird Matetee zum unschlagbaren Vitalstoff-Lieferant.

Das anregende Mathein

Der bekannteste Wirkstoff ist das Mathein. Er gehört zur Klasse der Xanthine, zu denen auch das Koffein gezählt wird. Mathein erweitert die Bronchien und trägt somit zur Heilwirkung des Tees bei Asthma bei. Interessanterweise verbessert es auch den Schlaf. Der Zyklus von Schlaf- und Wachzeiten wird ausgeglichen, die REM-Phase des Schlafs verlängert, und der Schlaf tiefer und erholsamer. Erfahrungsberichten kann man entnehmen, dass der Tee einerseits nervöse Menschen beruhigt, andererseits ein geschwächtes Nervensystem anregt, die Konzentrationsfähigkeit fördert und die Stimmung hebt. Mathein entspannt die äußeren Blutgefäße und reduziert den Blutdruck. Im Gegensatz zu Koffein gehen nach bisherigen Erkenntnissen von Mathein keinerlei schädliche Nebenwirkungen aus. Es ist daher nicht verwunderlich, dass Matetee erfolgreich zur Kaffeeentwöhnung eingesetzt wird. Ob die anregende Wirkung des Matetees auf das in ihm enthaltene Koffein zurückzuführen ist, ist bis heute umstritten. Auf jeden Fall befinden sich im Tee davon nur veschwindend kleine Mengen. Um auf den Koffeingehalt einer Tasse Kaffee zu kommen, bräuchte man 100 Teebeutel!

Die Wirkung von Mate auf Herz und Kreislauf

Die verschiedensten Arten von Herzleiden konnten Erfahrungsberichten zufolge durch die Einnahme von Mate gelindert werden. Mate enthält wichtige Nährstoffe, die das Herz für das Wachstum und die Behebung von Störungen braucht. Darüber hinaus verbessert er die Sauerstoffversorgung des Herzens, vor allem bei Stress und viel Bewegung. Die gefäßerweiternde Eigenschaft des Matheins kommt vor allem Menschen zugute, die an Arterienverengung leiden.

Herz- und Kreislauferkrankungen sind nach wie vor die Todesursache Nummer eins in der Bundesrepublik.

Mate stärkt die Abwehrkräfte

Matetee besitzt einen positiven Einfluss auf das menschliche Immunsystem.

Ähnlich wie Lapachotee übt auch der Matetee einen positiven Einfluß auf das Immunsystem aus. Die genaue Wirkweise ist allerdings bis heute unklar. Offensichtlich besitzt Matetee auf der einen Seite keimtötende Eigenschaften, auf der anderen Seite regt er die Produktion von weißen Blutkörperchen an, die für das Immunsystem von zentraler Bedeutung sind (siehe auch Seite 37). Ein anderer Ansatz geht einfach davon aus, dass die Körperabwehr durch den hohen Nährwert des Tees gestärkt wird.

Fest steht jedenfalls, dass der Tee den Darm anregt und entschlackt und damit zur Genesung eines wichtigen Teils der Körperabwehr beiträgt.

Matetee zum Abnehmen

Die Eigenschaften von Matetee sind extrem vielfältig: Er ist belebend, immunstimulierend und sehr vitamin-, nährstoff- und mineralstoffreich.

Matetee verringert das Hungergefühl und versorgt den Körper gleichzeitig mit allen Nährstoffen, die er braucht. Angestellte von Hilfsorganisationen erzählen von einem Einsatz bei einer Hungersnot Erstaunliches: Die Bevölkerung zeigte kaum Zeichen von Unterernährung oder Erschöpfung, obwohl die vorhandenen Lebensmittel schon monatelang nicht für mehr als eine karge Mahlzeit am Tag gereicht hatten. Woran es allerdings nie fehlte, war der Matetee. Da er zusätzlich den Körper entgiftet und den Magen-Darm-Trakt aktiviert, kann man ihn für eine wirksame Fastenkur oder zum langfristig angelegten Abnehmen sehr empfehlen.

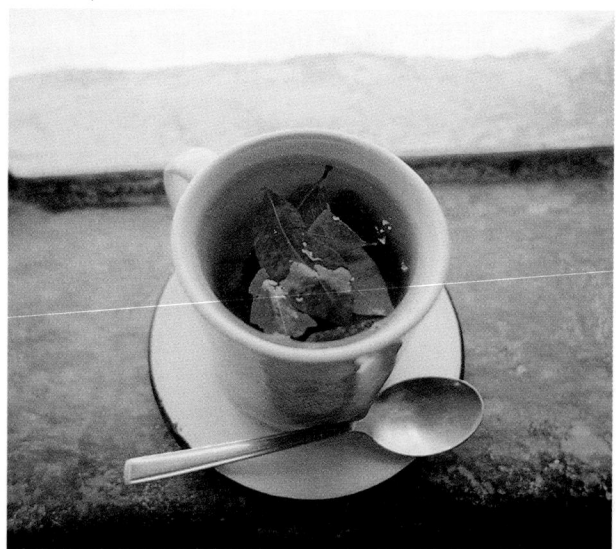

Die Zubereitung des Matetees

Natürlich kann man Matetee ganz einfach in Form von Teebeuteln kaufen und wie jeden anderen Kräutertee aufgießen. In

Argentinien und Paraguay wird der Tee bis heute allerdings in der Kalebasse, der so genannten »Cuja« zubereitet. Da sich bei dieser Einnahmeart die in den Blättern enthaltenen Wirkstoffe besser lösen, sollten Sie sich das Gerät anschaffen, wenn Sie den Matetee in Ihre tägliche Diät aufnehmen möchten. Bei der Zubereitung gehen Sie wie folgt vor:

- Füllen Sie die Kalebasse (in Teeläden erhältlich) zunächst etwa zur Hälfte mit getrockneten Mateblättern. Wer einen intensiveren Geschmack bevorzugt, erhöht einfach die Menge auf maximal $3/4$ der Gefäßhöhe.

- Übergießen Sie die Blätter mit etwa 70 °C heißem Wasser fast bis zum Rand des Gefäßes. Um Blätter, die dabei trocken bleiben und oben schwimmen, brauchen Sie sich nicht zu kümmern: Sie sinken später ab.

- Lassen Sie den Tee ein Paar Sekunden stehen, bis sich die Blätter mit der Flüssigkeit vollgesogen haben.

- Füllen Sie nun die Kalebasse bis zum Rand mit heißem Wasser, und verschließen Sie sie mit dem Mundstück. An diesem ist die berühmte »bombilla« angebracht, ein Metallstrohhalm, an dessen oberem Ende sich ein kleines Sieb befindet, das die Mateblätter beim Trinken zurückhält.

- Die Kalebasse kann danach so oft erneut mit heißem Wasser aufgefüllt werden, bis die Blätter nicht mehr aufsteigen.

Wie Lapachotee lässt sich auch Mate mit Honig süßen. Die Mischung mit Stevia (siehe Seite 52) ist in Paraguay sehr beliebt und verstärkt die Heilwirkung des Tees.

Sarsaparille – Allheilmittel der Mayas

Die Sarsaparille ist eine Kletterpflanze, die in ganz Mittel- und Südamerika, aber auch in den tropischen Zonen Asiens und Australiens beheimatet ist. Die Wurzel wird bis zu 70 Zentimeter lang und bildet so genannte Rhizome – Knollen, wie man sie beispielsweise vom Ingwer her kennt. Sie wird seit Jahrtausenden als Heil- und Genussmittel verwendet. In Mexiko wird aus der Sarsaparillewurzel schon seit den Zeiten der Mayas ein anregender Tee bereitet, der gleichzeitig als Heilmittel für Bluthochdruck und Blasenleiden dient.

Bei diesen Beschwerden hilft Sarsaparille

- Magengeschwüre
- Gürtelrose und Herpes
- Ekzeme und Akne
- Schuppenflechte
- Leberbeschwerden
- Verstopfung
- Syphilis, Gonorrhöe
- Nierenfunktionsstörungen
- Prostataentzündung
- Arthritis und rheumatische Beschwerden
- Blähungen

Sarsaparille gibt es auch als Homöopathikum: Es wird in den Potenzen D1 bis D6 bei Ausschlägen, Ekzemen und Schuppenflechte, aber auch bei rheumatischen Erkrankungen und Blasen-/Nierenleiden empfohlen.

Ein Wundermittel gegen die Syphilis

Früh fand die Wurzel den Weg nach Europa. Im 16. Jahrhundert galt sie bereits als Wundermittel gegen die Syphilis, die – so meinte man – Kolumbus' Seeleute eingeschleppt hatten. Vor der Verwendung der Sarsaparille behandelte man die Krankheit mit Quecksilber, was allerdings oft schneller zum Tod führte als die Krankheit selbst. Eine in China durchgeführte klinische Studie bestätigte: Sarsaparille ist bei 90 Prozent der akuten und bei 50 Prozent der chronischen Fälle wirksam.

Wie die Sarsaparille wirkt

Die Heilwirkung der Sarsaparille beruht in erster Linie auf zwei Wirkstoffgruppen: Steroide und Saponine. Von ersteren enthält Sarsaparille eine ganze Reihe (z. B. Smilagenin und Sitisterol). Die Saponine werden für die immunstimulierende Wirkung der Wurzel verantwortlich gemacht. Außerdem wurden in Sarsaparilla zahlreiche Vitamine und Mineralstoffe festgestellt.

Wundermittel für Muskelprotze?

Der Gehalt an Steroiden machte die Wurzel für Bodybuilder interessant. Man meinte, dass der Stoff die Produktion des körpereigenen Muskelbildungshormons Testosteron anrege. Im Labor konnte ein solcher Mechanismus tatsächlich nachvollzogen werden, doch im menschlichen Körper scheinen die chemischen Reaktionen nicht wie gewünscht abzulaufen.

Sarsaparille entgiftet das Blut

Um ein Vielfaches wichtiger ist die blutreinigende Wirkung der Sarsaparille, aus der sich ihre Heilwirkung bei Ekzemen, Schuppenflechte und Arthritis erklärt. Es wird vermutet, dass der Tee im Darm Endotoxine bindet. Das sind Bestandteile der Zellwände von Bakterien, die vom Darm aufgenommen werden. Eine geschädigte Leber kann ihre Aufgabe, diese Schadstoffe herauszufiltern, nicht voll wahrnehmen, und so gelangen sie in die Blutbahn. Die Folge sind Entzündungen in den verschiedensten Körperbereichen.

Zur Heilkraft von Sarsaparille bei rheumatischen Beschwerden trägt außerdem die Tatsache bei, dass die Wurzel bewirkt, dass Harnsäure aus den Gelenken und dem umgebenden Gewebe ausgeschwemmt wird.

Da die Wurzel viele Saponine enthält darf Sarsaparille nicht überdosiert werden. Dies könnte zu einer Reizung der Verdauungsorgane führen.

Zubereitung und Dosierung

Überbrühen Sie 30 Gramm der Droge mit $1/2$ Liter kochendem Wasser, und lassen Sie den Tee einige Minuten ziehen. Trinken Sie dreimal täglich eine Tasse. Alternativ können Sie auch viermal täglich 30 Tropfen Sarsaparillen-Tinktur einnehmen.

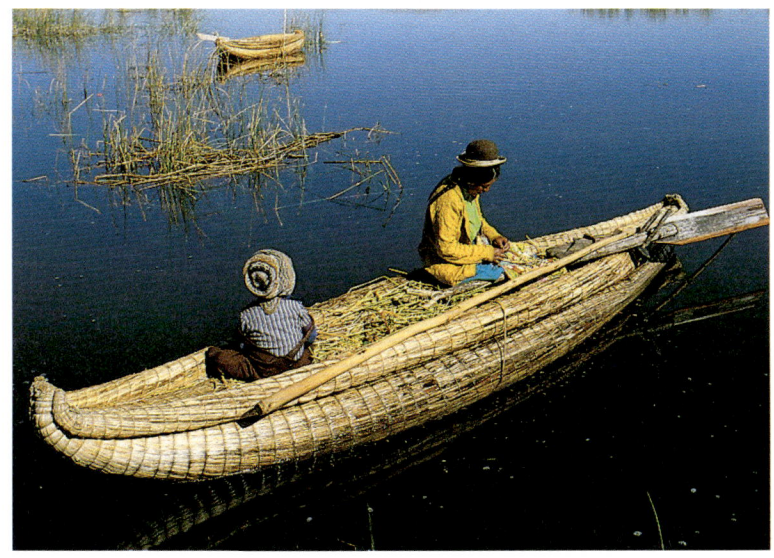

In ihrer Naturverbundenheit und ihrem Glauben an die Heilkräfte der Natur vertrauen die Indios auch auf die Reinigung von Körper, Geist und Seele durch das Element Wasser.

Register

A

Abszesse 68f.
Abwehrschwäche 42f.
Ahornsirup 53
Akne 69f.
Allergiearten 71
Allergien 70ff.
Anämie (Bluteisenarmut) 73f.
Anguraté 54, 114ff.
Anti-Grippe-Wein 58
Anti-Tumor-Wirkung 29
Antibakterielles Mundwasser 67
Antibiotika 21
Antigene 39
Antihistaminikum 70
Antiköprer 38
Antioxidans 28, 72
Arthritis 74
Aufbaudrink 111
autoaggressive Immun-reaktion 41

B

B-Lymphozyten 38ff., 71
B-Zellen 38f.
Badezusatz 76
Blasenentzündung (Zystitis) 76f.
Blasenkrebs 94
Blutarmut 59
Blutbildungssaft 73
Blutgerinnungsstörungen 26f.
Blutzucker 26
Boldotee 81, 116f.
Bronchitis 77f.

C

Candida albicans 16, 34f., 78ff.

Chemotherapeutika 21
Chemotherapie 93
Chinon 29, 45
Cholesterin 33
Chrom 26

D

Damiana 117f.
Darmbeschwerden 81
Darmkrebs 94
Darmreinigung 48f.
Darmsanierung 47ff.
Darmtonic 113
Depressionen 21
Dezimalpotenz 60
Diabetes 13, 16, 82
Drei-Phasen-Kur 55
Durchfall 47

E

Eigenblutbehandlung 71
Eileiterkrebs 94
Eisenmangel 22
Eiweißstoffwechsel 27
Ekzeme 83f.
Energiestoffwechsel 27
Entgiftungskur 100
Enzyme 26, 32
Erkältungsblocker 112
Erythrozyten 37

F

Fieber 40
Flavonoide 115, 117
Fußpilz 84f.

G

Gastritis 85f.
Gebärmutterkrebs 94
Gehirntumor 94
Gerbstoffe 33f.
Getreide-Aufbau-Cocktail 113
Gicht 74, 103
Granulozyten 31, 38

Grippe 86f.
Grüner Tee 54
Gürtelrose 87f.

H

Haarausfall 27
Haarspülung 67
Halsschmerzen 88f.
Hämorrhoiden 89f.
Hautcocktail 113
Hautpilz 84f.
Helferzellen 38, 40f.
Honig 53
Hydroxylapatit 25

I

Immunantwort 39
Immunglobuline 38
Immunkomplex 40
Immunschwäche 41
Immunsystem 36ff.
Infektionskrankheiten 41
Inhibin 53

K

Kalium 24, 53
Kallaway-Indianer 13, 17ff., 95
Kalzium 24f.
Katechine 33, 35
Killerzellen (Makrophagen) 38ff., 45
Kneippsche Wasseranwen-dungen 92
Knochen 24f.
Knochenentzündung (Osteomyelitis) 90
Kobalt 28
Koffein 54
Kolibakterien 47
Kollagen 26
Kombucha-Tee-Pilz 81
Kopfschmerzen 96f.
Körperzellen 40
Krafttrunk 112
Krampfadern 91f.

Krebs 13, 92ff.
Krebszellen 93
Kupfermangel 24

L

Lapacho colorado (Roter Lapacho) 9
Lapacho morado (Violetter Lapacho) 9
Lapacho-Darm-Kur 47ff.
Lapacho-Herz-Wein 57
Lapacho-Immun-Kur 36, 44
Lapacho-Mate-Tee 54
Lapacho-Rezept 15
Lapacho-Schwarzkümmel-Essig 105
Lapacho-Zimt-Wein 58
Lapachoarten 10
Lapachobäder 65ff.
Lapachoforschung 15
Lapachoheilsalbe 63
Lapachoimmuntropfen 56
Lapachokapseln 56
Lapachokompressen 64f.
Lapachol 29ff., 35, 93
Lapachomassageöl 63
Lapachomedizin 55ff.
Lapachotabletten 56
Lapachotinktur 62
Lapachoumschläge 64
Lapachowein zur Blutstärkung 58
Leber-Galle-Geist 59
Leberkrebs 94
Leukämie 41, 95
Leukozyten 37
Lymphozyten 31, 38ff.

M

Magentrunk 112
Magnesium 25f.
Mangan 26f.
Mate 54, 119ff.
Mayr-Kur 48
Memoryzellen (Gedächtniszellen) 39

Meyer, Dr. Teodoro 14f., 29, 43
Migräne 96f.
Migräneelixier 97
Milchsäurebakterien 49
Milchschorf 99
Mineraldrink 111
Mineralstoffe 20f., 23, 121
Müdigkeit 26
Mundspülungen 67
Mundwasser 67

N

Natrium 24
Nebenhöhlenentzündung 98
Neurodermitis 99
Neurotransmitter 26

O

Ödeme 100
Osmose 24
Osteoporose 25f.

P

Parodontose 109
Peyersche Plaques 47
Pflanzenkunde 8f.
Phosphor 24f.
Pilzinfektion 33, 79
Powerdrink 112
Propolistinktur 67
Prostatabeschwerden 101
Prostataelixier 101
Prostatakrebs 94

R

Rheumatische Beschwerden 102f.

S

Saftkur gegen Rheuma 102
Sarsaparille 54, 123ff.
Sauerstofftransport 22f.
Schilddrüse 27

Schuppen 67
Schuppenflechte (Psoriasis) 104
Schutznährstoffe 28
Schwarzkümmel 28, 82, 103
Selen 28
Sonnenbrand 106
Spirulina 28
Sportcocktail 111
Spurenelemente 20f., 23
Stevia 52
Stress 42ff., 71
Suppressorzellen 38, 40f.
Syphilis 124

T

T-Lymphozyten 38ff.
T-Zellen 38f.
Tannine 33f.
Teebaumöl 75
Thymusdrüse 40
Tumorzellen 40, 92

V

Vaginalinfektionen 105f.
Veratrumaldehyd 31
Veratrumsäure 29f, 31
Verbrennungen 106f.
Verdauungsdrink 111
Verstopfung 47
Vitamine 21, 25, 120

W

Wachstumsstillstand 26
Wasserbauch 24
Wassergleichgewicht 24
Weizengras 97
Wunden 108
Wundheilung 33f.

Z

Zahnfleischentzündung 109
Zentesimalpotenz 61
Zink 27

Über dieses Buch

Impressum

Midena Verlag
© 1998 Weltbild Verlag GmbH, Augsburg
Alle Rechte vorbehalten

Redaktion: Katja Rötzer
Bildredaktion: Ute Kleiner
Umschlag: Beatrice Schmucker
Layout: Fischer's DTP-Studio, München
DTP/Satz: KL-Grafik, München
Reproduktion: Repro Ludwig, Zell a. See
Druck und Bindung: Offizin Andersen Nexö, Grafischer Großbetrieb, Leipzig

Gedruckt auf chlorfrei gebleichtem Papier

Printed in Germany

ISBN 3-310-00553-4

Der Autor

Ulrich Ehrlenspiel arbeitet als Verlagsredakteur und staatlich geprüfter Übersetzer für Spanisch. Der Schwerpunkt seiner redaktionellen Arbeit liegt im Bereich Gesundheits-Ratgeber. Familliäre Bindung sowie zahlreiche und ausgedehnte Reisen haben ihm Südamerika zu einer zweiten Heimat werden lassen und brachten ihm Wissen und Praxis der indianischen Heiltraditionen nahe. Als Autor möchte er seine Faszination von den Heilmethoden der Indios an andere weitergeben.

Haftungsausschluss

Die Inhalte dieses Buches sind sorgfältig recherchiert und erarbeitet worden. Dennoch können weder Autor noch Verlag für die Angaben in diesem Buch eine Haftung übernehmen.

Bildnachweis

Abril Imagens, São Paulo, Brasilien: 2, 4, 6; Heinrich Bauregger, München: 75; Bavaria Bildagentur GmbH & Co KG, Gauting/ München: 45 (Matheisl), 92 (Masterfile); Bilderberg Archiv der Fotografen, Hamburg: 8 (KlausBossemeyer), 14 (Klaus-D. Francke), 19 (Andrej Reiser), 42 (Dominik Obertreis), 68 (Eberhard Grames), 100 (Nomi Baumgartl), 122 (Rainer Drexel); Photo- und Presseagentur FOCUS, Hamburg: 78 (Dr. Karl Lounatmaa/Science Photo Library); Jens Kron, Augsburg: 108, 112; Mauritius Die Bildagentur GmbH, Mittenwald: 24 (SF & H), 35 (AGE), 59 (AGE), 114 (Vikander), 5, 125 (Vidler); MEV Verlag GmbH, Augsburg: 83, 88; Bildarchiv OKAPIA KG, Berlin: 39 (Carl-W. Röhrig), 40 (Manfred P. Kage); photodesign Wolfgang Pfau, Baldham: Titelbild (Fond und Einklinker), 5, 20, 48, 50, 57, 64, 110, 119; PhotoDisc, Inc., Seattle, USA: 27; StockFood Photo Stock Agency, München: 53 (S.& P. Eising); ZEFA Zentrale Bildagentur GmbH, Frankfurt: 31 (Rosenfeld), 36 (Wartenberg), 52 (Reinhard)

Bezugsquellen

Alle in diesem Buch genannten Naturheilmittel sind in Apotheken bzw. Reformhäusern erhältlich. Da Stevia-Tee in Europa bisher noch wenig verbreitet ist, hier eine Bezugsadresse: *Süßtee Stevia Rebaudiana Karl Scherer, Postfach 499, CH-6330 Cham, Schweiz, Tel. (0041) 41 787 21 21, Fax (0041) 41 787 21 43*

Literatur

Ehmann, Hermann: Lapacho. Heilrinde mit der Gesundheitskraft des Urwaldes. Lebensbaum Verlag. Bielefeld 1998

Frohn, Birgit / Uber, Heiner / Xokonoschtletl: Medizin der Mutter Erde. Mosaik Verlag. München 1996

Kraaz v. Rohr, Ingrid / Simons, Anne: Praxisbuch der Selbstentgiftung. Verlag Peter Erd. München 1998

Lübeck, Walter: Heilen mit Lapacho-Tee. Die Heilkraft des göttlichen Baumes. Windpferd Verlag. Aitrang 1998

Oppliger, Peter / Zeller, Georges: Heiltees, die wirklich helfen. Midena Verlag. Augsburg 1997